家庭 实用 中医方

何铝 主编

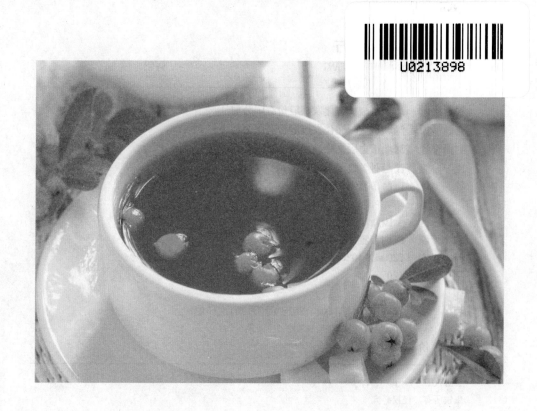

江西科学技术出版社

图书在版编目（ＣＩＰ）数据

　　家庭实用中医方 / 何铝主编. — 南昌：江西
科学技术出版社，2018.10
　　ISBN 978-7-5390-6302-7

　　Ⅰ. ①家… Ⅱ. ①何… Ⅲ. ①验方－汇编 Ⅳ.
①R289.5

中国版本图书馆CIP数据核字(2018)第077174号

选题序号：ZK2017437
图书代码：D18030-101
责任编辑：宋涛

家庭实用中医方
JIATING SHIYONG ZHONGYIFANG

何铝　主编

摄影摄像	深圳市金版文化发展股份有限公司	
选题策划	深圳市金版文化发展股份有限公司	
封面设计	深圳市金版文化发展股份有限公司	
出　版	江西科学技术出版社	
社　址	南昌市蓼洲街2号附1号	
	邮编：330009　电话：(0791)86623491　86639342（传真）	
发　行	全国新华书店	
印　刷	深圳市雅佳图印刷有限公司	
开　本	720mm×1020mm　1/16	
字　数	120 千字	
印　张	12	
版　次	2018年10月第1版　2018年10月第1次印刷	
书　号	ISBN 978-7-5390-6302-7	
定　价	39.8元	

赣版权登字：-03-2018-62

前言 Preface

在我们的日常生活中，或多或少会遇到 些健康问题，或是喉咙干痒、鼻涕不止、咳嗽连连；或是失眠多梦、精神萎靡、心悸不宁；或是月经不调、白带增多、尿频尿急等。

一般情况下，我们会调整一下自己的生活方式，例如改善饮食习惯、调整作息时间、加强体育锻炼来解决这些问题。但有时候，由于我们没有很好地及时运用这些方法，可能会导致疾病往更坏的方向发展，那么，除了上述手段，我们还有其他的解决方法吗？

中医药方就是一个不错的选择。药方是中医学的精髓，蕴含着深厚的中医药知识，根据临床情况随机应变地辨证加减药方，更是凝结着医者丰富的临床经验，不但能改善体质，增强抵抗力，还能治疗各种常见病。

对于药方，我们不仅要记住方子，而且还要弄清楚方子里面的道理，弄清楚方子的适应证，否则不懂医药的读者，自己胡乱使用，反而误事。所以，每个方子都需要大家认真来研习。只有了解其中的原理，知道了方子的适应证，才能对症应用，达到预期的效果。本书中涉及珍稀保护动物的药材，如犀角、羚羊角、穿山甲、虎骨等，请用其他药材替代。

本书由经验丰富的名医亲撰，开篇讲解了辨证及中医药的基础知识，之后将生活中常见的病症细化分析，通过趣味小故事让您更清楚药方的适应证，给出了适宜的药方及食疗方治疗。

中医药方并非阳春白雪，通过本书，你也能看懂药方。日后，你也能自己运用药方！当然，具体用方时，需要得到专业中医的帮助，确认一下自己的体质、病症是否与药方吻合，然后再对症使用，则更加稳妥。

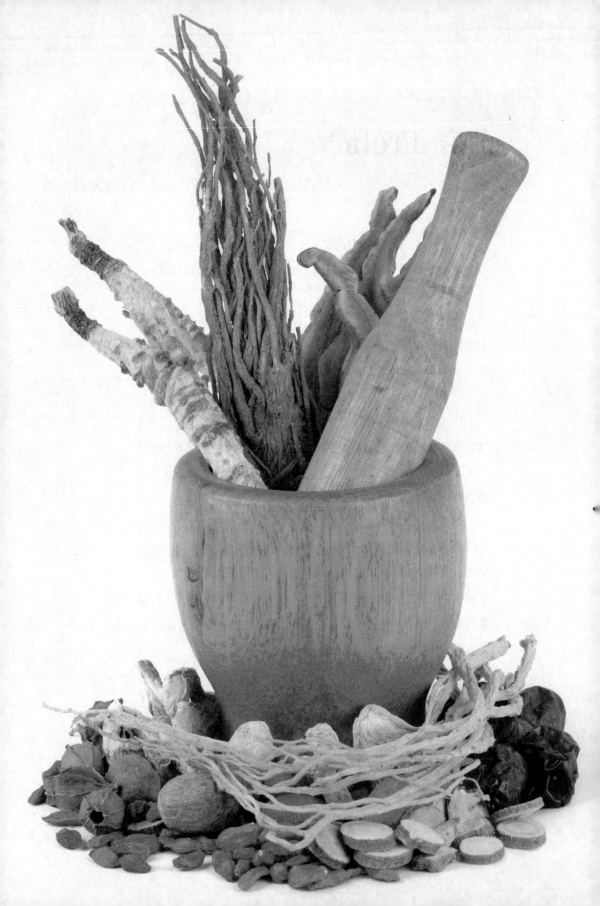

目录 Contents

第一章　用方先辨病症，识方先学中药配伍

第二章　呼吸系统病症的对症药方

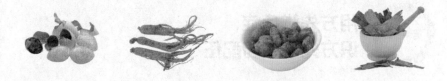

第三章　肠胃疾病的对症药方

肝胆病症的对症药方

 心脑神经病症的对症药方

第六章　两性病症对症药方

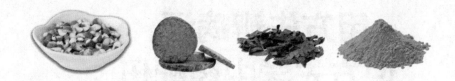

 第七章 **意外伤害应急偏方集锦**

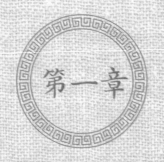

第一章

用方先辨病证，
识方先学中药配伍

在中医具体的临床诊治中，一种病常常可见几种不同的证，

而不同的证在中医看来需要用不同的方药来治，

所以，我们治病前得先辨好证，才能选用合适的方药。

而要做到用好方，又得先识方，了解一个方剂的组成规律，

如何了解方剂，这就得学习中药配伍的有关知识。

翻开本章内容，中药配伍的基础知识就在其中。

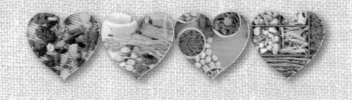

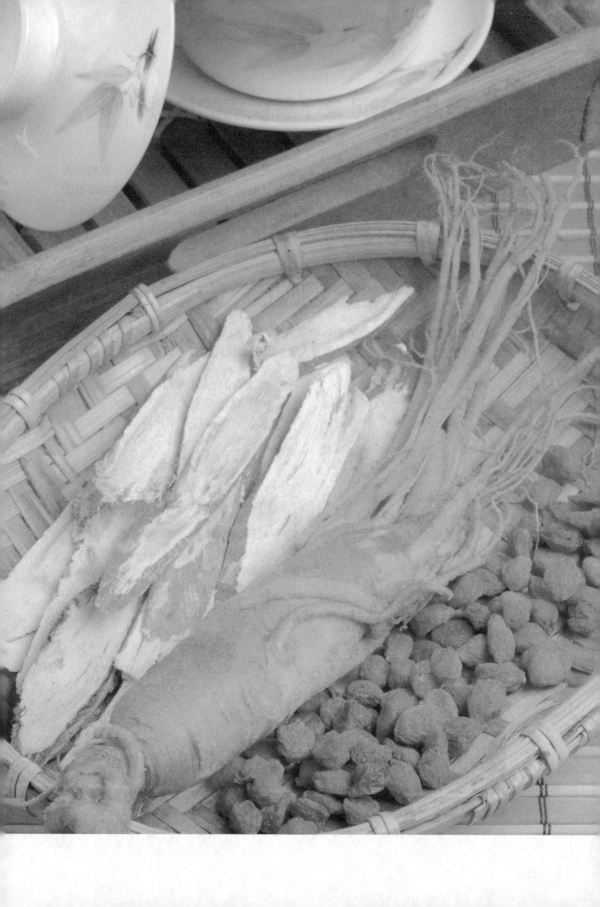

1 用八纲辨证来了解疾病的性质

八纲即阴、阳、表、里、寒、热、虚、实，是辨证论治的理论基础之一。疾病的表现尽管是极其复杂的，但基本上都可以用八纲加以归纳。运用八纲辨证可以将错综复杂的临床表现，归纳为表里、寒热、虚实、阴阳四对纲领性证候，从而找出疾病的关键，掌握其要领，确定其类型，预决其趋势，为治疗指出方向。

表证和里证

表里是辨别疾病病位内外和病势深浅的一对纲领。它是一个相对的概念。表证病浅而轻，里证病深而重。表邪入里为病进，里邪出表为病退。

▲【表证】是指六淫疫疠邪气经皮毛、口鼻侵入时所产生的征候。多见于外感病的初期，一般起病急，病程短。

▲【特点】一是外感时邪，表证是由邪气入侵人体所引起。二是邪病轻。

▲【临床表现】恶寒、发热、头身疼痛，舌苔薄白，脉浮，兼有鼻塞、流涕、咳嗽、喷嚏、咽喉痒痛等症。

▲【里证】是疾病深在于里（脏腑、气血、骨髓）的一类证候。它与表证相对。多见于外感病的中、后期或内伤疾病。里证的范围甚广，除了表证以外，其他疾病都可以说是里证。

▲【特点】一是病位深在。二是里证的病情一般较重。

▲【临床表现】壮热恶热或微热潮热，烦躁神昏，口渴引饮，或畏寒肢冷，倦卧神疲，口淡多涎。大便秘结，小便短赤或大便溏泄，小便清长，腹痛呕恶，苔厚脉沉。`

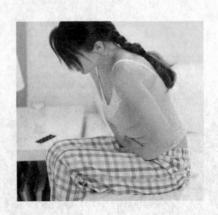

寒证和热证

寒证与热证反映机体阴阳的偏盛与偏衰。阴盛或阳虚表现为寒证；阳盛或阴虚表现为热证。《索问·至真要大论》说，"寒者热之"，"热者寒之"，两者治法正好相反。所以寒热辨证，必须确切无误。

▲【寒证】寒证是疾病的本质属于寒性的证候。

▲【成因】可以由感受寒邪而致，也可以由机体自身阳虚阴盛而致。

▲【临床表现】恶寒喜暖，面色苍白，肢冷蜷卧，口淡不渴，痰涎、涕清稀，小便清长，大便稀溏，舌淡苔白润滑，脉迟或紧等。

▲【热证】热证是疾病的本质属于热性的证候。

▲【成因】可以由感受热邪而致，也可以由机体自身阴虚阳亢而致。

▲【临床表现】恶热喜冷，口渴喜冷饮，面红目赤，烦躁不宁，痰、涕黄稠，吐血衄血，小便短赤，大便干结，舌红苔黄而干燥，脉数等。

虚证和实证

虚指正气不足；实指邪气盛实。虚证反映人体正气虚弱而邪气也不太盛；实证反映邪气太盛，而正气尚未虚衰，邪正相争剧烈。虚实辨证，可以掌握病者邪正盛衰的情况，为治疗提供依据，实证宜攻，虚证宜补。只有辨证准确，才能攻补适宜，免犯虚虚实实之误。

▲【虚证】虚证是对人体正气虚弱各种临床表现的病理概括。

▲【成因】有先天不足、后天失养和疾病耗损等多种原因。

▲【临床表现】面色淡白或萎黄，精神萎靡、身疲乏力，心悸气短，形寒肢冷，自汗，大便滑脱，小便失禁，舌淡胖嫩，脉虚沉迟，或为五心烦热，消瘦颧红，口咽干燥，盗汗潮热，舌红少苔，脉虚红数。

▲【实证】实证是对人体感受外邪，或体内病理产物堆积而产生的各种临床表现的病理概括。

▲【成因】一是外邪侵入人体，一是脏腑功能失调以致痰饮、水湿、瘀血等病理产物停积于体内所致。

▲【临床表现】发热，腹胀痛拒按，胸闷，烦躁，甚至神昏谵语，呼吸气粗，痰涎壅盛，大便秘结，或下利，里急后重，小便不利，淋沥涩痛，脉实有力，舌质苍老，舌苔厚腻。

阴证和阳证

阴阳是八纲辨证的总纲。在诊断上，可根据临床上证候表现的病理性质，将一切疾病分为阴阳两个主要方面。阴阳可概括其他六个方面的内容，即表、热、实属阳；里、寒、虚属阴。

▲【阴证】凡符合"阴"的一般属性的证候，称为阴证。如里证、寒证、虚证概属阴证范围。

▲【临床表现】面色暗淡，精神萎靡，身重蜷卧，形寒肢冷，倦怠无力，语声低怯，纳差，口淡不渴，大便稀溏，小便清长。舌淡胖嫩，脉沉迟，或弱或细涩。

▲【阳证】凡符合"阳"的一般属性的证，称为阳证。如表证、热证、实证概属于阳证范围。

▲【临床表现】面色红赤，恶寒发热，肌肤灼热，神烦，躁动不安，语声粗浊或骂詈无常，呼吸气粗，喘促痰鸣，口干渴饮，大便秘结，奇臭，小便涩痛，短赤，舌质红绛，苔黄黑生芒刺，脉象浮数，洪大，滑实。

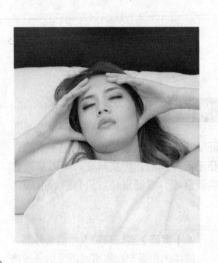

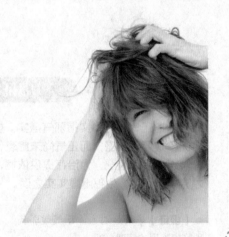

中医辨证是在长期临床实践中形成的，方法有多种，主要有八纲辨证，病因辨证、气血精津辨证、脏腑辨证、卫气营血辨证、三焦辨证、六经辨证等。其中八纲辨证是各种辨证的总纲。

八纲辨证是根据四诊取得的材料，进行综合分析，以探求疾病的性质、病变部位、病势的轻重、机体反应的强弱、正邪双方力量的对比等情况，归纳为阴、阳、表、里、寒、热、虚、实八类证候，是中医辨证的基本方法、各种辨证的总纳，也是从各种辨证方法的个性中概括出的共性，在诊断疾病过程中，起到执简驭繁、提纲挈领的作用。

2 认识药性，记住"四气"和"五味"

中草药品种众多，每一种药物都有一定的适应范围，例如紫苏可以治疗感冒，大黄可以治疗便秘，蒲公英可以治疗热疖、疔疮，黄芪可以治疗气虚等，不同的病症就需要选用不同的中草药来治疗，这就是因为它们各自具备特有的性能。四气五味，就是药物的性味，代表药物的药性和滋味两个方面。

四气，寒、热、温、凉

中药的"性"，又称为"气"，是古代通用、沿袭至今的名词，所以四气也就是四性，指的是寒、热、温、凉四种药性。寒凉和温热是对立的两种药性；寒和凉之间、热和温之间，是程度上的不同，也就是说药性相同，但在程度上有差别，温次于热、凉次于寒。

药性的寒、热、温、凉，是药物作用于人体发生的反应归纳出来的，例如感受风寒、怕冷发热、流清涕、小便清长、舌苔白，这是寒的症状，这时用紫苏、生姜煎了汤饮服后，可以使患者发一些汗，就能消除上列症状，说明紫苏、生姜的药性是温热的。如果生了疔疮、热疖、局部红肿疼痛，甚至小便黄色、舌苔发黄，或有发热，这就是热的症状，这时用金银花、菊花来治疗，可以得到治愈，说明金银花、菊花的药性是寒凉的。

中草药的药性，通过长时期的临床实践，绝大多数已为人们所掌握，如果我们熟悉了各种药物的药性，就可以根据"疗寒以热药、疗热以寒药"和"热者寒之、寒者热之"的治疗原则针对病情适当应用了。一般寒凉药大多具有清热、泻火、解毒等作用，常用来治疗热性病症；温热药大多具有温中、助阳、散寒等作用，常用来治疗寒性病症。此外，还有一些药物的药性较为平和，称为"平"性。由于平性药没有寒凉药或温热药的作用来得显著，所以在实际上虽有寒、热、温、凉、平五气，而一般仍称为四气。

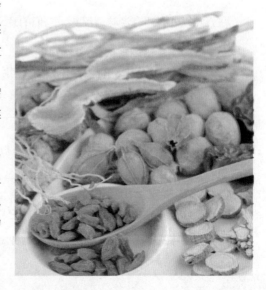

五味，辛、甘、酸、苦、咸

五味，就是辛、甘、酸、苦、咸五种不同的滋味。它主要是由味觉器官辨别出来的，或是根据临床治疗中反映出来的效果而确定的。各种滋味的作用如下：

辛　有发散、行气或润养等作用。发汗与行气的药物，大多数有辛味；某些补养的药物也有辛味。

甘　有滋补、和中或缓急的作用。一般滋补性的药物及调和药性的药物，大多数有甘味。

酸　有收敛、固涩等作用。一般带有酸味的药物，大都具有止汗、止渴等作用。

苦　有泻火、燥湿、通泄、下降等作用。一般具有清热、燥湿、泻下和降逆作用的药物，大多数有苦味。

咸　有软坚、散结或泻下等作用。一般能消散结块的药物和一部分泻下通便的药物，带有咸味。

在五味以外，还有淡味、涩味，它们的意义和作用是这样的：

淡　就是淡而无味，有渗湿、利尿作用。一般能够渗利水湿、通利小便的药物，大多数是淡味。

涩　有收敛止汗、固精、止泻及止血等作用。

由于淡味没有特殊的滋味，所以一般将它和甘味并列，称"淡附于甘"；同时，涩味的作用和酸味的作用相同，因此虽然有七种滋味，但习惯上仍称"五味"。

自古"气""味"不可孤立

气和味的关系是非常密切的，每一种药物既具有一定的气，又具有一定的味。由于气有气的作用，味有味的作用，必须将气和味的作用综合起来看待，例如：紫苏性味辛温，辛能发散，温能散寒，所以可知紫苏的主要作用是发散风寒；芦根性味甘寒，甘能生津，寒能清热，所以可知芦根的主要作用是清热生津。

一般说，性味相同的药物，其主要作用也大致相同；性味不同的药物，功效也就有所区别；性同味不同，或味同性不同的药物在功效上也有共同之处和不同之点。例如：同样是寒性药，若味不相同，或为苦寒，或为辛寒，其作用就有所差异，如黄连苦寒、可以清热燥湿，浮萍辛寒、可以疏解风热；同样是甘味药，但气有所不同，或为甘温，或为甘寒，其作用也不一样，如黄芪甘温、可以补气，芦根甘寒、能清热生津。所以，在辨识药性时，不能把药物的气与味孤立起来。

在临床具体应用时，一般都是既用其气、又用其味的，而在特殊应用的时候，配合其他药物，则或用其气，或用其味。

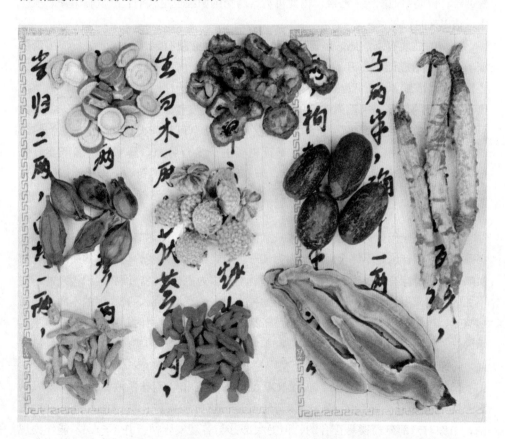

007

3 药有归经入脏腑，疗效更直接

归经，就是药物对于人体某些脏腑、经络有着特殊的作用。例如：龙胆草能归胆经，说明它有治疗胆部病症的功效；藿香能归脾、胃二经，说明它有治疗脾胃病症的功效。

药物归经这一理论，是以脏腑、经络理论为基础的。由于经络能够沟通人体的内外表里，所以一旦人体发生病变，体表的病症可以通过经络而影响内在的脏腑，脏腑的病变也可通过经络而反映到体表。各个脏腑经络发生病变产生的症状是各不相同的，如：肺有病变时，常出现咳嗽、气喘等症；肝有病变时，常出现胁痛、抽搐等症；心有病变时，常出现心悸、神志昏迷等。在临床上，用贝母、杏仁能止咳，说明它们能归入肺经；用青皮、香附能治胁痛，说明它们能归入肝经；用麝香、菖蒲能苏醒神志，说明它们能归入心经。由此可见，药物的归经也是人们长期从临床疗效观察中总结出来的。

疾病的性质有寒、热、虚、实等不同，用药也必须有温（治寒证）、清（治热证）、补（治虚证）、泻（治实证）等区分。但是发病脏腑经络又是不一致的，如热性病症，又有肺热、胃热、心火、肝火等，在用药治疗时，虽然都需要根据"疗热以寒药"的原则选用性质寒凉的药物，然而还应该考虑脏腑经络的差异，鱼腥草可清肺热、竹叶可清胃热、莲子心可清心火、夏枯草可清肝火，就是由于它们归经的不同而有所区别。同样原因，对寒证也要进一步分肺寒、脾寒等，虚证要分脾虚、肾虚等。在治疗上，温肺的药物，未必能暖脾；清心的药物，未必能清肺；补肝的药物，未必能补肾、泻大肠的药，未必能泻肺。所有这些情况，都说明药物归经的重要意义。

但是，在应用药物的时候，如果只掌握药物的归经，而忽略了四气、五味、补、泻等药性，同样也是不够全面的。因为某一脏腑经络发生病变，可能有的属寒、有的属热，也有可能有的属实、有的属虚，那就不能因为重视归经，而将能归该经的药物不加区分地应用。相反，同归一经的药物种类很多，有清、温、补、泻的不同，如肺病咳嗽，虽然黄芩、干姜、百合、葶苈子都能归肺经，在应用时却不一样，黄芩主要清肺热、干姜主要能温肺、百合主要补肺虚、葶苈子主要泻肺实。在其他脏腑经络方面，同样也是如此。

归经是中草药性能之一，古代文献上又曾将它和"五味"联系起来，古人认为：味酸能入肝；味苦能入心；味辛能入肺；味甘能入脾；味咸能入肾。这种归纳，虽然对一部分药物是符合的，但绝大部分与客观实际情况并不一，不能作为规律性来认识。

4 用药有原则，注意升降浮沉

升降浮沉，就是药物作用于人体的四种趋向。它们的意义如下：

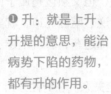

❶ 升：就是上升、升提的意思，能治病势下陷的药物，都有升的作用。

❷ 降：就是下降、降逆的意思，能治病势上逆的药物，都有降的作用。

❸ 浮：就是轻浮、上行发散的意思，能治病位在表的药物，都有浮的作用。

❹ 沉：就是重沉、下行泄利的意思，能治病位在里的药物，都有沉的作用。

　　归纳来说，凡升浮的药物，都能上行、向外，如升阳、发表、散寒、催吐等作用的药物，药性都是升浮的；凡沉降的药物，都能下行、向里，如清热、泻下、利水、收敛、平喘、止呃等作用的药物，药性都是沉降的。

　　升降浮沉，既是四种不同药性，同时在临床上又作为用药的原则，这是它的重要意义。因为人体发生病变的部位有上、下、表、里的不同，病势有上逆和下陷的差别，在治疗上就需要针对病情，选用药物。病势上逆者，宜降不宜升，如胃气上逆的呕吐，当用姜半夏降逆止呕，不可用瓜蒂等涌吐药；病势下陷者，宜升不宜降，如久泻脱肛，当用黄芪、党参、升麻、柴胡等益气升提，不可用大黄等通便药；病位在表者，宜发表而不宜收敛，因表证须发汗解表，当用紫苏、生姜等升浮药，而不能用浮小麦、糯稻根等收敛止汗药；病位在里者，宜清热、泻下或温里、利水等沉降药，不宜用解表药等。如肝阳上逆的头痛，误用升散药，反而造成肝阳更为亢盛的情况；脾阳下陷的泄泻，误用泄降药，反而造成中气更为下陷，以致久泻不止的症状。

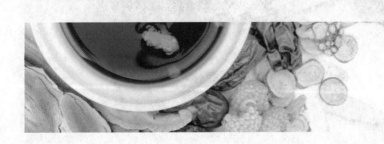

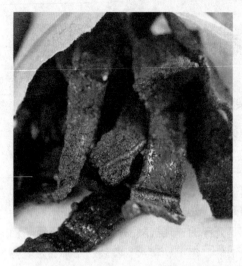

升降浮沉，也是对药性认识的一种归纳方法，并且在应用上和药物的归经有密切联系。例如肺病咳嗽，当用肺经药物，但又须区分病势的情况，考虑升浮沉降的药物；如果由于外邪束肺、肺气失宣引起的咳嗽，当用升浮药发散外邪、宣畅肺气，如麻黄、桔梗等；如肺虚久咳就应该用敛肺止咳的五味子、诃子药性沉降的药物来治疗。又如，气分上逆的病症，应当用沉降药来治疗，但又须区别属于何经的病症，如胃气上逆、呕吐呃逆，就要用半夏、丁香等胃经降逆药；肺气上逆、咳嗽气喘，就要用旋覆花、白前等肺经降逆药。

升降浮沉的药性，一般来说和药物的性味、质地有一定关系。在药性方面来说，凡味属辛甘、性属温热的药物，大都为升浮药；味属苦、酸、咸，性属寒凉的药物，大都为沉降药，因此有"酸咸无升、辛甘无降、寒无浮散、热无沉降"的说法。在药物质地方面来说，凡花、叶以及质轻的药物，大都为升浮药；种子、果实、矿石以及质重的药物，大都为沉降药。

但是，上述情况又并不是绝对的，还必须从各种药物的功效特点来考虑，例如诸花皆升，旋覆花独降。在性味和质地方面，药物的升降浮沉也是如此，如苏子辛温、沉香辛微温，从性味来说应是升浮，但因为质重，所以作用为沉降；胡荽子药用种子应是沉降，但因为药性辛温，所以作用为升浮等等。此外，通过药物的炮制，也能使升降浮沉有所转化，如酒炒则升、姜制则散、醋炒则敛、盐制则下行等。

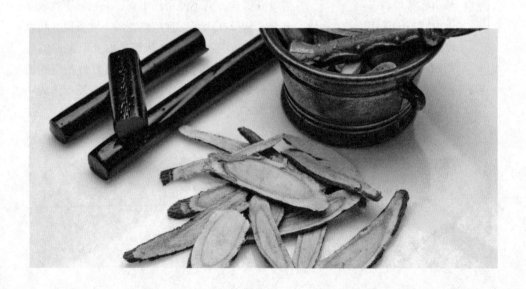

5 药方治病有八法，随病而用

我们现在常引用的"八法"，是清代医家程钟龄从高层次治疗方法的角度，根据历代医家对治法的归类总结而来的。程氏在《医学心悟·医门八法》中说："论病之源，以内伤、外感四字括之。论病之情，则以寒、热、虚、实、表、里、阴、阳八字统之。而论治病之方，则又以汗、和、下、消、吐、清、温、补八法尽之。"

▌ 汗法 ▌

汗法是通过开泄腠理、调畅营卫、宣发肺气等作用，使在表的外感六淫之邪随汗而解的一类治法。

汗法主要是通过出汗，使腠理开、营卫和、肺气畅、血脉通，从而能祛邪外出，正气调和。所以，汗法除了主要治疗外感六淫之邪所致的表证外，凡是腠理闭塞，营卫郁滞的寒热无汗，或腠理疏松，虽有汗但寒热不解的病证，皆可用汗法治疗。

例如：麻疹初起，疹点隐而不透；水肿腰以上肿甚；疮疡初起而有恶寒发热；疟疾、痢疾而有寒热表证等均可应用汗法治疗。

▌ 和法 ▌

和法是通过和解或调和的方法，使半表半里之邪，或脏腑、阴阳、表里失和之证得以解除的一类治法。

《伤寒明理论》说："伤寒邪在表者，必渍形以为汗；邪在里者，必荡涤以为利；其于不内不外，半表半里，既非发汗之所宜，又非吐下之所对，是当和解则可矣。"所以和解是专治邪在半表半里的一种方法。至于调和之法，戴天章说："寒热并用之谓和，补泻合剂之谓和，表里双解之谓和，平其亢厉之谓和。"（《广温疫论》）

可见，和法是一种既能祛除病邪，又能调整脏腑功能的治法，无明显寒热补泻之偏，性质平和，全面兼顾，适用于邪犯少阳、肝脾不和、肠寒胃热、气血营卫失和等证。

▍下法 ▍

下法是通过泻下、荡涤、攻逐等作用，使停留于胃肠的宿食、燥屎、冷积、瘀血、结痰、停水等从下窍而出，以祛邪除病的一类治法。

凡邪在肠胃而致大便不通、燥屎内结，或热结旁流，以及停痰留饮、瘀血积水等形症俱实之证，均可使用。

由于病情有寒热，正气有虚实，病邪有兼夹，所以下法又有寒下、温下、润下、逐水、攻补兼施之别，并与其他治法结合运用。

▍消法 ▍

消法是通过消食导滞、行气活血、化痰利水、驱虫等方法，使气、血、痰、食、水、虫等渐积形成的有形之邪渐消缓散的一类治法。

适用于饮食停滞、气滞血瘀、症瘕积聚、水湿内停、痰饮不化、疳积虫积以及疮疡痈肿等病证。

消法与下法虽同是治疗内蓄有形实邪的方法，但在适应证上有所不同。下法所治，大抵病势急迫，形症俱实，邪在肠胃，必须速除，而且是可以从下窍而出者。消法所治，主要是病在脏腑、经络、肌肉之间，邪坚病故而来势较缓，属渐积形成，且多虚实夹杂，尤其是气血积豪而成之症瘕痞块、痰核瘰疬等，不可能迅速消除，必须渐消缓散。

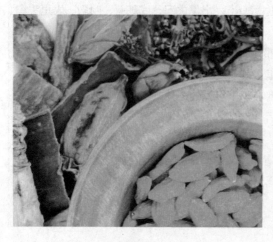
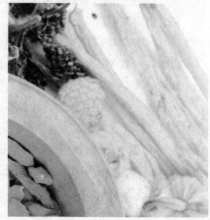

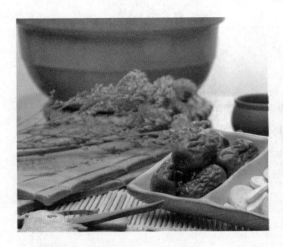
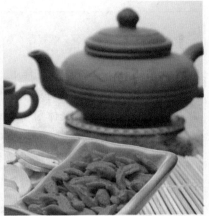

吐法

吐法是通过涌吐的方法，使停留在咽喉、胸膈、胃脘的痰涎、宿食或毒物从口中吐出的一类治法。

适用于中风痰壅，宿食壅阻胃脘，毒物尚在胃中；痰涎壅盛之癫狂、喉痹，以及干霍乱吐泻不得等，属于病位居上、病势急暴、内蓄实邪、体质壮实之证。

因吐法易伤胃气，故体虚气弱、妇人新产、孕妇等均应慎用。

清法

清法是通过清热、泻火、解毒、凉血等作用，以清除里热之邪的一类治法。

适用于里热证、火证、热毒证以及虚热证等里热病证。由于里热证有热在气分、营分、血分、热壅成毒以及热在某一脏腑之分，因而在清法之中，又有清气分热、清营凉血、清热解毒、清脏腑热等不同。热证最易伤阴，大热又易耗气，所以清热剂中常配伍生津、益气之品。

若温病后期，热灼阴伤，或久病阴虚而热伏于里的，又当清法与滋阴并用，更不可纯用苦寒直折之法，热必不除。

▌温法▐

温法是通过温里祛寒的作用，以治疗里寒证的一类治法。

里寒证的形成，有外感内伤的不同，或由寒邪直中于里，或因失治误治而损伤人体阳气，或因素体阳气虚弱，以致寒从中生。同时，里寒证又有部位浅深、程度轻重的差别，故温法又有温中祛寒、回阳救逆和温经散寒的区别。

由于里寒证形成和发展过程中，往往阳虚与寒邪并存，所以温法又常与补法配合运用。

▌补法▐

补法是通过补益人体气血阴阳，以主治各种虚弱证候的一类治法。

补法的目的，在于通过药物的补益，使人体气血阴阳虚弱或脏腑之间的失调状态得到纠正，复归于平衡。此外，在正虚不能祛邪外出时，也可以补法扶助正气，并配合其他治法，达到助正祛邪的目的。

虽然补法有时可收到间接祛邪的效果，但一般是在无外邪时使用，以避免"闭门留寇"之弊。补法的具体内容甚多，既有补益气、血、阴、阳的不同，又有分补五脏之侧重，但较常用的治法分类仍以补气、补血、补阴、补阳为主。

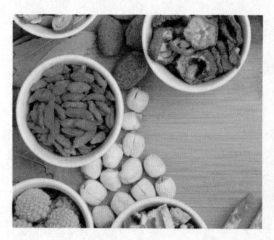 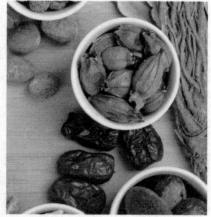

6 方药配伍当从"七情"出发

　　由于药物与药物之间出现相互作用的关系，所以有些药物因协同作用而增进疗效，但是也有些药物却可能互相对抗而抵销、削弱原有的功效。对于这些情况，古人曾将它总结归纳为七种情况，叫作药性"七情"，内容如下：

　　□**单行：**就是单用一味药来治疗疾病。例如：用一味马齿苋治疗痢疾；独参汤单用一味人参大补元气、治疗虚脱等。

　　□**相须：**就是功用相类似的药物，配合应用后可以起到协同作用，加强了药物的疗效，如石膏、知母都能清热泻火，配合应用作用更强；大黄、芒硝都能泻下通便，配用后作用更为明显等。

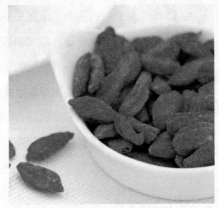

　　□**相使：**就是用一种药物作为主药，配合其他药物来提高主药的功效。如脾虚水肿，用黄耆配合茯苓，可加强益气健脾利水的作用；胃火牙痛、用石膏清胃火，再配合牛膝引火下行，促使胃火牙痛更快地消除等。

　　□**相畏：**就是一种药物的毒性或其他有害作用能被另一种药抑制或消除。如生半夏有毒性，可以用生姜来消除它的毒性。

　　□**相杀：**就是一种药能消除另一种药物的毒性反应。如防风能解砒霜毒、绿豆能减轻巴豆毒性等。

　　□**相恶：**就是两种药配合应用以后，一种药可以减弱另一种药物的药效。如人参能大补元气，配合莱菔子同用，就会损失或减弱补气的功能等。

　　□**相反：**就是两种药物配合应用后，可能发生剧烈的副作用。

　　以上药性"七情"，除了单行以外，都是说明药物配伍需要加以注意的。相须、相使，是临床用药尽可能加以考虑的，以便使药物更好地发挥疗效，一般用药"当用相须、相使者良"。相畏、相杀，是临床使用毒性药物或具有副作用药物时要加以注意的，"若有毒宜制，可用相畏、相杀者"。

　　相恶、相反，是临床用药必须注意禁忌的配伍情况，所以"勿用相恶、相反者"。从应用单味药，到用多种药物配伍，这是医药史上的发展，可以对表里同病、寒热夹杂、虚中带实等病情复杂的病症给予全面照顾；对毒性药物可以使毒性消除或减弱，从而保证用药的安全。

药方组成解析，"君、臣、佐、使"

方剂的组成不是单纯药物的堆积，而是有一定的原则和规律。古人用"君、臣、佐、使"四个部分加以概括，用以说明药物配伍的主从关系。一个疗效确实的方剂，必须是针对性强，组方严谨、方义明确、重点突出、少而精悍。现将"君、臣、佐、使"的含义分述如下：

君 药 是针对病因或主证起主要治疗作用的药物，一般效力较强，药量较大。

臣 药 是指方中能够协助和加强主药作用的药物。

佐 药 是指方中另一种性质的辅药。它又分：

☆正佐：协助主药治疗兼证。

☆反佐：对主药起抑制作用，减轻或消除主药的副作用。

使 药 分为引经药、调和药两种，且配伍意义不同。

☆引经药：能引方中诸药至病所的药物。

☆调和药：具有调和方中诸药作用的药物。

一个方剂中药物的君、臣、佐、使，主要是以药物在方中所起作用的主次地位为依据。除君药外，臣、佐、使药都具两种以上的意义。在遣药组方时并没有固定的模式，既不是每一种意义的臣、佐、使药都必须具备，也不是每味药只任一职。每一方剂的具体药味多少，以及君、臣、佐、使是否齐备，全视具体病情及治疗要求的不同，以及所选药物的功能来决定。但是，任何方剂组成中，君药不可缺少。一般来说，君药的药味较少，而且不论何药在作为君药时其用量比作为臣、佐、使药应用时要大。这是一般情况下对组方基本结构的要求。至于有些药味繁多的大方，或多个基础方剂组合而成的"复方"，分析时只需按其组成方药的功用归类，分清主次即可。

例如：一病人恶寒发热、无汗而喘、头痛、脉浮紧。其辨证是风寒表实证。择用麻黄汤治疗，方中之麻黄，辛温，发汗解表，以除其病因（风寒）而治主证为主药；桂枝，辛甘温，温经解肌，协助麻黄增强发汗解表之功，为辅药；杏仁，甘苦温，助麻黄宣肺平喘，以治咳喘之兼证为佐药；甘草，甘温，调和诸药为使药。

简单的方剂，除了主药外，其他成分不一定都具备。如芍药甘草汤，只有主、辅药；左金丸，只有主药黄连和佐药吴茱萸；独参汤，只有主药人参，复杂的方剂主药可有两味或两味以上，辅、佐、使药也可有两味或多味。

8 发挥药效，方药剂量要准确

用量，就是中草药在临床上应用时的分量。一般包括重量（如若干两、若干钱）、数量（如几只、几片）、容量（如若干汤匙、若干毫升）等，它们都是常写于医生处方上希望药房配付的药量。

中草药的用量，直接影响它的疗效。如果应该用大剂量来治疗的，反而用小量药物，可能因药量太小，效力不够，不能及早痊愈，以致贻误病情；或者应该用小剂量来治疗的，反而用大量药物，可能因药过量，以致克伐人体的正气，都将对疾病的治疗带来不利的后果。此外，一张通过配伍组成的处方，如果将其中某些药物的用量变更以后，它的功效和适应范围也就随着有所不同。

一般说来，在使用药物、确定剂量的时候，应该从下列三个方面来考虑：

/药物的性质与剂量的关系/ 在使用剧毒药物的时候，用量宜小，并以少虽开始，视症情变化，再考虑逐渐增加；一旦病势已减，应逐渐减少或立即停服，以防中毒或产生副作用。在使用一般药物的时候，对质地较轻或容易煎出的药物如花、叶之类，用量不宜过大；质重或不易煎出的药物如矿物、贝壳之类，用量应较大；新鲜的药物因含有水分，用量可较大些，干燥的应较少些。过于苦寒的药物，多用会损伤肠胃，故剂量不宜过大，也不宜久服。

/剂型、配伍与剂量的关系/ 在一般情况下，同样的药物，入汤剂比丸、散剂用量要大一些；在复方应用时比单味药用量要小一些。

/年龄、体质、病情与剂量的关系/ 成人和体质较强实的病人，用量可适当大些；儿童及体弱患者，剂量宜酌减。又病情轻者，不宜用重剂；病情较重者，剂量可适当增加。

现今，临床上对于草药的用量一般多用五钱至一两，在用药药味较少、药性没有毒性或副作用的情况下是可以的，而且在应用过程中还打破了旧习惯的框框，发现了许多药物的新疗效，对推动中医药的发展起了一定促进作用；但是处方用药药味已经很多，或者有些药物具有不良副作用，用量就应该适当小些。特别是有些药物，一方面固然有良好疗效，但价格又比较昂贵，如犀角、羚羊角、麝香、牛黄、猴枣、鹿茸、珍珠等，更应该注意它们的用量。

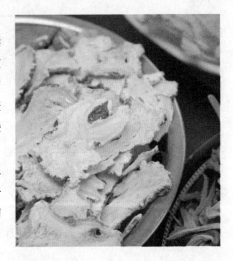

9 牢记禁忌，拒绝错用药

在使用药物治疗疾病时，不光要能对症用药，还要牢记一些用药禁忌，服用药物时注意忌口。

药方中的配伍禁忌

配伍禁忌，是指两种以上药物混合使用或药物制成制剂时，发生体外的相互作用，出现使药物中和、水解、破坏失效等理化反应，这时可能发生浑浊、沉淀、产生气体及变色等外观异常的现象。有些药品配伍使药物的治疗作用减弱，导致治疗失败；有些药品配伍使副作用或毒性增强，引起严重不良反应；还有些药品配伍使治疗作用过度增强，超出了机体所能耐受的能力，也可引起不良反应，乃至危害病人等。前人有"十八反"与"十九畏"的记述，所谓反者即指前文药物"七情"中的"相反"而言，所谓畏者即指"相恶"而言。

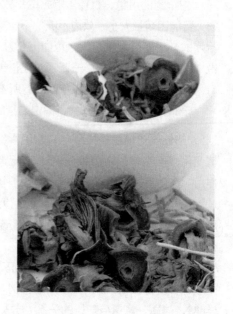

十八反

甘草反甘遂、大戟、芫化、海藻。

乌头反贝母、瓜蒌、半夏、白蔹、白芨。

藜芦反人参、沙参、丹参、玄参、苦参、细辛、芍药。

十九畏

硫黄畏朴硝；水银畏砒霜。

狼毒畏密陀僧；巴豆畏牵牛。

丁香畏郁金；川乌、草乌畏犀角。

牙硝畏三棱；官桂畏石脂；人参畏五灵脂。

服药时的饮食禁忌

俗话说："吃药不忌口，坏了大夫手。"无论西药还是中药，我们都要注意忌口的常识，轻则减轻药效，重则威胁生命健康。中药忌口是大家都很关心的一个问题，那么在吃中药的时候都该如何忌口呢？

1.忌生冷

生冷食物性多寒凉，难以消化。生冷类食物还易刺激胃肠道，影响胃肠对药物的吸收。故在治疗"寒证"服中药如温经通络、祛寒逐湿药，或健脾暖胃药，不可不忌生冷食物。

2.忌萝卜

服用中药时不宜吃生萝卜（服理气化痰药除外），因萝卜有消食、破气等功效，特别是服用人参、黄芪等滋补类中药时，吃萝卜会削弱人参等的补益作用，降低药效而达不到治疗目的。

3.忌浓茶

一般服用中药时不要喝浓茶，因为茶叶里含有鞣酸，浓茶里含的鞣酸更多，与中药同服时会影响人体对中药中有效成分的吸收，减低疗效。尤其在服用阿胶、银耳时，忌与茶水同服，同时服用会使茶叶中的鞣酸、生物碱等产生沉淀，影响人体吸收。

4.忌辛辣

热性辛辣食物性多温热，耗气动火。如服用清热败毒、养阴增液、凉血滋阴等中药或痈疡疮毒等热性病治疗期间，须忌食辛辣。如葱、蒜、胡椒、羊肉、狗肉等辛辣热性之品，如若食之，则会抵消中药效果，有的还会促发炎症，伤阴动血（出血）。

5.忌油腻

油腻食物性多黏腻，助湿生痰，滑肠滞气，不易消化和吸收，而且油腻食物与药物混合更能阻碍胃肠对药物有效成分的吸收，从而降低疗效。服用中药期间，如进食荤腻食物，势必影响中药的吸收，故对痰湿较重、脾胃虚弱、消化不良、高血压、冠心病、高脂血症、高血黏度以及肥胖病等患者更须忌食动物油脂等油腻之物。

6.忌腥膻

一般中药均有芳香气味，特别是芳香化湿、芳香理气药，含有大量的挥发油，赖以发挥治疗作用，这类芳香物质与腥膻气味最不相容。若服用中药时不避腥膻，往往影响药效，如鱼、虾海鲜腥气，牛羊膻味。对那些过敏性哮喘、过敏性鼻炎、疮疖、湿疹、荨麻疹等过敏性皮炎患者，在服用中药期间必须忌食腥膻之物。

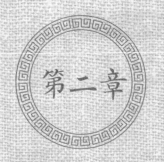

第二章

呼吸系统病症的对症药方

呼吸系统病症的主要病变部位在气管、支气管、肺部及胸腔，

病变轻者多感冒、咳嗽、胸痛、呼吸受影响，

重者可有呼吸困难、缺氧，甚至呼吸衰竭而死。

所以，了解一些呼吸系统常见方很有必要。

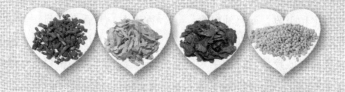

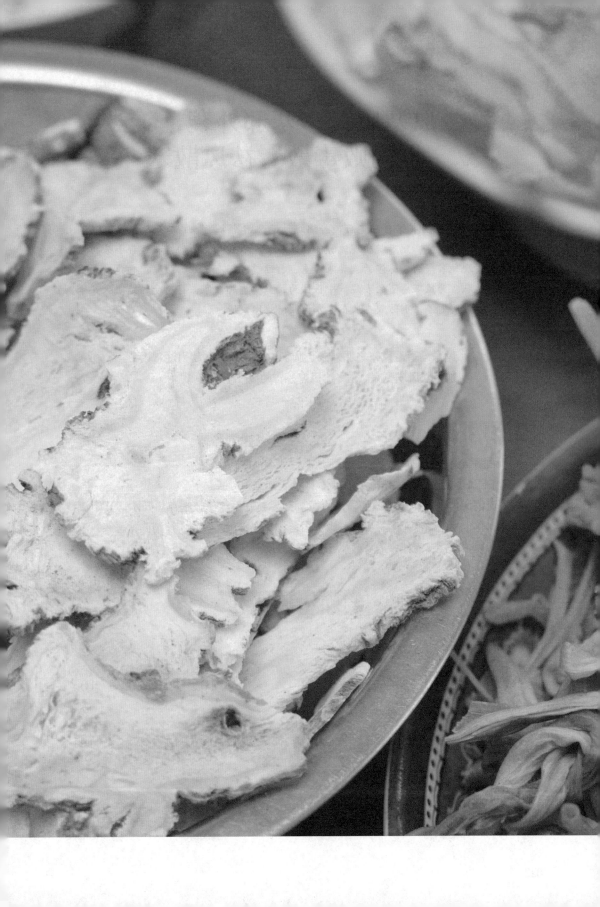

风寒感冒，寒邪外袭，"荆防败毒散"祛风散寒

　　小芳前几天去图书馆自习完后顶着绵绵细雨就回宿舍了，第二天身体便出现了问题。先是一直打喷嚏，然后就出现流鼻涕、咳嗽、全身酸痛无力的症状。帮小芳初步诊断后，我发现她苔薄白、脉浮紧、鼻塞声重、打喷嚏，还有恶寒、头痛、喉痒咳嗽、骨节酸痛的症状，为风寒感冒的表现。中医认为，只要宣肺散寒，将感受的风寒从身体里赶出去，就没问题了，荆防败毒散在这方面做得就比较好。

病因	风寒感冒是风寒之邪外袭、肺气失宣所致，其起因通常因劳累，再加上吹风或受凉。秋冬为风寒感冒的高发季节。

临床表现

1.后脑强痛。即头后部疼痛，连带颈部转动不灵活。

2.怕寒怕风。通常要穿很多衣服或盖大被子才觉得舒服。

3.流清涕。清涕，白色或稍微带点黄。如果鼻塞不流涕，喝点热开水，开始流清涕，这也属于风寒感冒；舌无苔或薄白苔，鼻塞声重。喷嚏，流清涕，恶寒，不发热或发热不甚，无汗，周身酸痛，咳嗽痰白质稀，舌苔薄白，脉浮紧。

荆防败毒散配方

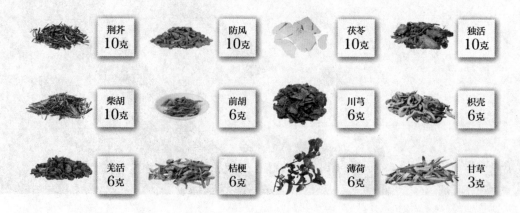

荆芥 10克	防风 10克	茯苓 10克	独活 10克
柴胡 10克	前胡 6克	川芎 6克	枳壳 6克
羌活 6克	桔梗 6克	薄荷 6克	甘草 3克

（**具体功效**）辛温解表，宣肺散寒。

（**主治范围**）用于"流感"、感冒等病症初起，出现恶寒、发热、无汗、剧烈头痛、肌肉关节酸痛者。本方亦可用于痢疾、疮痈初起而有表寒证者。

（**用　法**）水煎温服。现如今，药房也可以买得到此方的中成药散剂或丸剂，不愿煲药饮用的患者也可选购中成药。

//

　　小芳在服用荆防败毒散配方后，便睡了一觉，等睡醒后，恶寒、头痛、全身酸疼无力的症状已经有所缓解，过后只需休息足够，不再受寒，风寒的症状就会逐步痊愈。另外，感冒期间，饮用大量的水可以将病毒从身体中带走，防止脱水症，脱水症是感冒的并发症之一。

　　此外，中成药如午时茶、通宣理肺丸等对本证感冒亦有不错的疗效。在容易感冒的季节，要注意保温，不要受凉，天气变冷及时添加衣服，若出现了风寒感冒的苗头，要及时将它扼杀在摇篮中，不妨试试简易的食疗方：

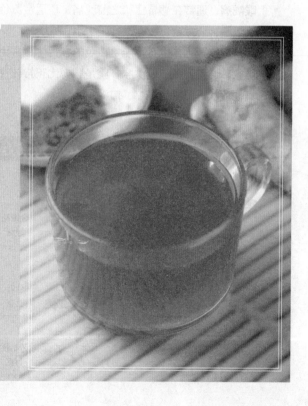

葱姜红糖茶

｜所需材料｜

生姜10克，葱白适量，红糖20克。

｜制作服法｜

洗净的葱白切成长段，生姜先切片再切成细丝。将葱白、生姜一起放入锅中，加水煮沸，加入红糖搅匀，趁热一次服下，盖被微取汗。

感冒后上火，发热重，
吃"银翘散"恢复

　　风热感冒，其起因通常是便秘，小陈就是这样一个例子，便秘两天以后，喉咙就开始痛了，一两天后就出现了发热、鼻塞喷嚏、流稠涕、头痛、咳嗽痰稠等感冒症状，通俗点讲就像是上火兼感冒，替小陈进行初步诊断后发现他舌苔薄黄，脉浮数。当然，风热感冒也可能是外感热邪导致的。此类情况，中医认为，只要辛凉清热，将体内的风热祛除即可，这方面银翘散极具代表性。

| 病因 | 风热感冒多由气候突变，寒暖失调，风热之邪乘机侵入人体，袭肺犯卫，卫阳郁遏，营卫失和，正邪相争，而见表卫之证。 |

临床表现

1.**喉咙痛**，通常在感冒症状之前就痛，痰通常黄色或带黑色。

2.**流浓涕**，通常黄色。

3.**舌苔带点黄色**，也有可能是白色的，舌体通常比较红。

4.**脉象**。通常为数脉或洪脉，就是脉搏比正常较快。

5.**其他症状**。便秘、身热、口渴、心烦。

荆防败毒散配方

连翘 9克

金银花 9克

牛蒡子 9克

薄荷 6克

竹叶 4克

生甘草 5克

淡豆豉 15克

苦桔梗 6克

荆芥穗 12克

（**具体功效**）辛凉透表，清热解毒。

（**主治范围**）风热感冒初起见发热头痛，口干咳嗽，咽喉疼痛，小便短赤等。

（**用　法**）水煎温服。本方在药房亦可买到中成药丸剂或散剂，不愿煲药饮用的患者也可选购中成药。

//

　　小陈在服用过几剂银翘散配方之后，喉咙干疼、身体发热、脑袋发胀的症状有所缓解。风热感冒最重要的是要把体内的风热祛除。小陈除了要治疗风热感冒之外，最重要的还是要解决便秘的问题。多吃干粮青菜有助于通畅肠道。

　　此外，中成药如羚翘解毒片、桑菊感冒冲剂、板蓝根冲剂等对本证感冒亦有不错的疗效。容易上火的人群，不仅要预防便秘，还得防治下风热感冒，不妨试试简易的食疗方：

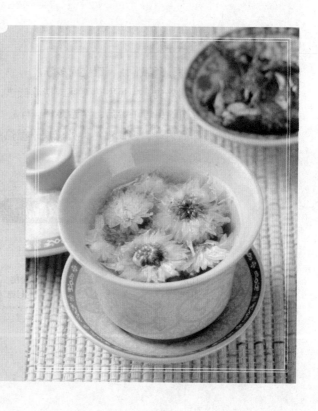

杭菊冰糖茶

| 所需材料 |

杭菊花30克，冰糖适量。

| 制作服法 |

取干净的茶杯，放入杭菊花，根据个人口味加入适量的白糖，倒入沸水中冲泡2~3分钟，可看到茶水渐渐酿成微黄色。每次喝时，不要一次喝完，要留下三分之一杯的茶水，再加上新水再喝，直至冲泡至茶味淡为止。

易感冒、自汗不停，
"玉屏风散"固肺卫

文文平日里特别容易出汗，手心里经常都是汗，稍微一活动更是汗流不止，不仅如此，她还容易感冒，有时感冒好不容易快好了，没几天又感冒了，弄得她整个人常常憔悴不堪。这天文文刚下班就遇上了大风，眼看着就要下大雨，她赶紧往家跑，结果还是快到家的时候被淋了个正着。第二天早上，文文一起床发现自己感冒了，而且脑门上都是汗，她刚想把窗户打开透透气，迎面而来的小风让她不由得哆嗦，回屋加了件衣服。对文文进行初步诊断后发现她面色晄白，舌淡苔薄白，脉浮虚。这是由卫气不固，感受风寒之邪引起的感冒，宜益气实卫、固表止汗，可选用玉屏风散。

病因　自汗属于中医汗证范畴，病后体虚，禀赋不足，或久患咳喘，耗伤肺气，肺与皮毛相表里，肺气不足之人，肌表疏松，表虚不固，腠理开泄而致自汗。

临床表现

1.怕热、食欲亢进、颈部肿块、眼突而多汗。

2.病前1～4周有咽痛史，症见发热恶寒或持续低热，关节酸痛而多汗。

3.饥饿时，或胃切除患者于餐后，突然多汗，伴心悸、面色白。

4.起病急骤，伴高热者，多属温热性外感病。温热病后期热退之后，因体虚未复，亦常有自汗表现。

玉屏风散配方

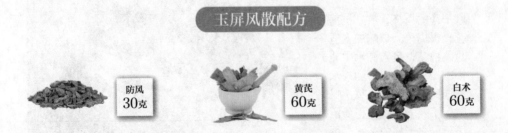

防风 30克

黄芪 60克

白术 60克

（**具体功效**）益气固表止汗。

（**主治范围**）适用于平时体质虚弱，易被外邪侵袭，无运动而汗出，恶风，面色苍白者。

（**用 法**）水煎服，用量按原方比例酌减，1天1剂，连服7天。

///

　　文文在淋雨感冒后马上喝下一剂玉屏风散，可以很好地缓解因感冒引起的自汗，若想感冒痊愈，则要连续服用7天。若要缓解不是感冒引起的自汗，平日要注意劳逸结合，避免思虑过度，保持精神愉快，少食辛辣厚味。

　　本方与桂枝汤均可用治表虚自汗。平素体质虚弱、容易感冒的人要注意加强身体锻炼，另外还可以尝试一些简单的食疗方：

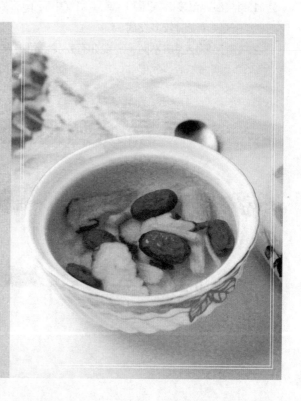

党参白术茶

| 所需材料 |

白术15克，黄芪15克，党参15克，红枣20克。

| 制作服法 |

砂锅中注入适量清水烧开。放入洗净的白术、黄芪、党参、红枣，搅拌匀。盖上盖，煮约30分钟至药材析出有效成分。揭盖，略煮片刻。关火后盛出煮好的药茶，装入碗中即可。

"止嗽散"宣利肺气,
专治感冒咳不停

这几天,气温骤降,办公室里很多人都感冒了,咳嗽声、擤鼻涕声此起彼伏。小兰也咳了好几天了,喉咙痒得厉害,咳得一声比一声重。小兰前来看病的时候,面色苍白,萎靡不振,一点精神都没有,又发现她舌苔薄白,脉象浮紧,痰液稀薄,颜色发白,经诊断小兰的病属于风寒咳嗽。止嗽散可以宣利肺气,疏风止咳,尤适宜风邪犯肺引起的咳嗽。

病 因 中医认为,咳嗽的病因,一是外感六淫之邪;二是脏腑之病气,均可引起肺气不清失于宣肃,迫气上逆而作咳。

临床表现

1.当气温、温度、气压和(或)空气中离子等改变时可诱发咳嗽,故在寒冷季节或秋冬气候转变时较多发病。

2.咳嗽因原发疾病不同,表现亦有差异。可有发热、胸痛、咳痰、咯血、打喷嚏、流涕、咽部不适、气促等。

止嗽散配方

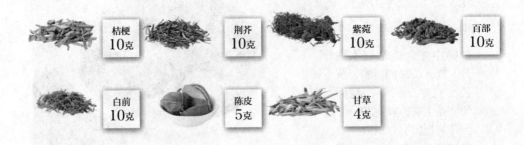

桔梗 10克　荆芥 10克　紫菀 10克　百部 10克

白前 10克　陈皮 5克　甘草 4克

具体功效 宣利肺气，疏风止咳。

主治范围 风邪犯肺证。咳嗽咽痒，咯痰不爽，或微有恶风发热，舌苔薄白，脉浮缓等。

用　　法 共研为末，每服9克，开水调下，食后临卧服，初感风寒，生姜汤调下。

//

　　气温骤降，人的抵抗力也随之下降，咳嗽病程可长可短。小兰在服用止嗽散后，虽症状有所缓解，但是要痊愈却是要坚持服用。

　　在气温变化大的季节，要注意防寒保暖。饮食要规律，要多喝水，不要吃生冷和油腻的食物。在咳嗽感冒流行时，少去人群密集的公共场所，可戴上口罩，以免感染。容易咳嗽的人平时可以选择一些食疗方来预防保健：

盐蒸橙子

| 所需材料 |

新鲜橙子1个，食盐适量。

| 制作服法 |

先将橙子洗净，并在盐水中浸泡一会儿。再将橙子割去顶，将少许盐均匀撒在橙肉上，用筷子戳几下，便于盐分渗入。将橙子装入碗中，上锅蒸，水开后再蒸10分钟左右。取出后去皮，果肉连同蒸出来的水一起吃。

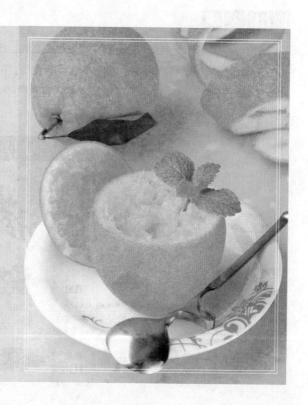

"普济消毒饮"
可治严重咽喉肿痛

　　张老师是一所民办中学的教师，今年她当上了班主任，刚开学没几天，她咽喉炎的老毛病又犯了。原来张老师今年不光当了班主任，带教的学生也多了两个班，现在讲课的时间比以前多了不少，加上学生们都是青春期的孩子，精力非常旺盛，每次上课前几分钟教室里都很喧闹，张老师为了让学生们能听到自己的声音不得不提高音量。如此几次，她的嗓子干燥、发痒、疼痛，喉咙里老感觉有东西咳不出来，声音嘶哑。咽喉肿痛可以采用清热解毒的方法，普济消毒饮不仅能治疗大头瘟，对于咽喉肿痛也有很好的疗效。

病因 任何刺激咽喉及口腔黏膜的物质都可能引起咽喉肿痛。它们包括病毒、细菌、过敏原、灰尘、香烟、废气、热饮料或食物，牙齿或牙龈感染有时也会累及咽喉。

临床表现

1. **上火。**患者感觉咽痛，并伴有中度发热或高热，严重时还会出现扁桃体肿胀化脓。
2. **咽喉痛。**感觉咽部很疼，甚至不敢吞咽食物，同时咽部还有被堵住的感觉。
3. **嗓子干燥。**喉咙发痒、疼痛，老感觉有东西咳不出来，声音嘶哑。

普济消毒饮配方

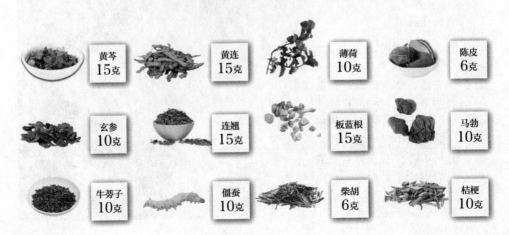

黄芩 15克　黄连 15克　薄荷 10克　陈皮 6克

玄参 10克　连翘 15克　板蓝根 15克　马勃 10克

牛蒡子 10克　僵蚕 10克　柴胡 6克　桔梗 10克

具体功效 清热解毒，疏风散邪。

主治范围 主治大头瘟，症见发热恶寒，头面腮颊红肿疼痛，目不能开，咽喉不利，舌干口燥，舌红苔黄，脉浮数有力。

用　法 研末，每日1剂，汤调，分次服，或蜜拌为丸口服。

//

作为教师而言，咽喉肿痛是常见的事情，为了让学习进度正常进行，保护咽喉很重要。在过度使用咽喉后喝一剂普济消毒饮，有助于改善咽喉的不适症状。另外，张老师可以在上完一节课后吃点润喉糖，这样也能缓解咽喉不适。

另外，咽喉肿痛患者平时要注意保持口腔清洁，及时治疗牙周疾病。少吃过热、过冷及辛辣刺激食物，保持大便通畅。咽喉炎患者要注意预防上呼吸道感染，防止慢性咽炎急性发作。

清咽茶

| 所需材料 |

干柿饼1个，罗汉果10克，胖大海1个。

| 制作服法 |

把柿饼切成小块，备用。将胖大海拍裂，待用。砂锅中注入适量清水烧开，倒入备好的罗汉果、胖大海。放入切好的柿饼，搅拌均匀。盖上盖，烧开后用小火煮约15分钟至药材析出有效成分即可。

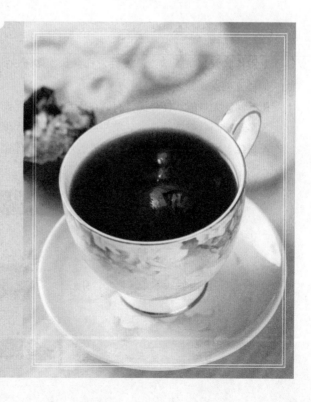

过敏性鼻炎怎么办？
用"桔梗元参汤"来断根

春暖花开，大家都开开心心出门踏春赏花游玩。可方先生却痛苦不堪，整日戴着口罩，能不出门就不出门。原来方先生自小就对花粉过敏，一到春天百花齐放的季节，他的鼻子就开始不舒服，经常鼻子一痒，就连续不断地打几个甚至十几个喷嚏，连带水样的鼻涕止不住地流出来。一天下来鼻子被擤得红红的，人也无精打采，头昏脑涨，没食欲，白天无法正常工作，晚上也睡不好觉。痛苦不堪的方先生前来医院就诊，根据方先生的症状我们建议他服用桔梗元参汤来根治过敏性鼻炎。

病 因 过敏性鼻炎有三个病因：一是家族性遗传因素；二是鼻黏膜受到刺激；三是过敏原接触，例如尘螨、霉菌、昆虫、花粉和柳絮，某些食物如鱼、虾、牛奶、蛋类等，或某些接触物如化妆品、汽油、油漆、酒精、甲醛等，以及动物的皮毛、羽毛等。

临床表现

1.**发作频繁**。每天数次阵发性发作，每次多于3个，多在晨起或者夜晚或接触过敏原后立刻发作。

2.**流涕**。大量清水样鼻涕，有时可不自觉从鼻孔滴下。

3.**鼻塞**。间歇或持续鼻塞，单侧或双侧，轻重程度不一。

4.**鼻痒**。大多数患者鼻内发痒，花粉症患者可伴眼痒、耳痒和咽痒。

桔梗元参汤配方

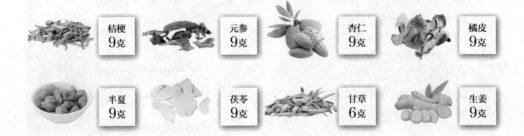

桔梗 9克　　元参 9克　　杏仁 9克　　橘皮 9克

半夏 9克　　茯苓 9克　　甘草 6克　　生姜 9克

（具体功效）宣肺理气，降逆化痰。

（主治范围）治肺气郁升，鼻塞涕多者。

（用　法）水煎温服，每日1剂。

//

　　春季时期是过敏性鼻炎患者最容易犯病的季节，应该多注意。在这个季节，每天一剂桔梗元参汤，有助于缓解过敏性鼻炎的不适症状。

　　鼻炎患者出门时应关注气候变化，遇冷及时增添御寒的衣物，尤其是迎风时需戴口罩。尽量避免接触香水、化妆品等刺激鼻腔黏膜的物品。多吃含维生素C及维生素A的食物，如菠菜、大白菜、小白菜、白萝卜等。有许多食疗方对鼻炎的防治很有效果，不妨一试：

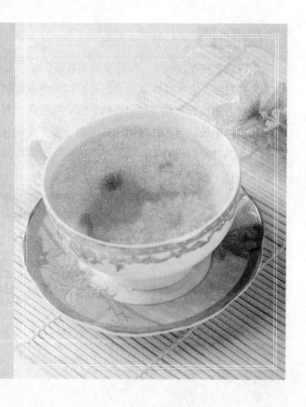

菊花栀子饮

┃所需材料┃

菊花、栀子、枸杞各10克，薄荷、葱白各3克，蜂蜜适量。

┃制作服法┃

将葱白洗净，切段；将菊花、栀子、薄荷、枸杞用清水冲洗一遍，再用沸水冲泡，取汁去渣，最后加蜂蜜调匀，此品可代茶频饮。

"三子养亲汤"
改善老人喘促、痰多

　　老许退休后总闲不下来，喜欢到处溜达，小区旁边的公园、小区附近的河边都是他常去的地方，尤其喜欢在小区里与其他退休的老头子一块下棋。一连几日，老许的棋友们都没见到他，他们看到老许的老伴下楼买菜，一打听才知道，老许这几天咳嗽气喘，痰多，还吃不下东西，勉强吃进点东西半天也消化不了，胸口满闷，吃了几天药也不见好转，便没了心情出门。老许的棋友们建议老许的老伴带着老许去附近的中医院看看，大伙说老年慢性病还得找中医来慢慢调理。老许一听当即就去了中医院，医生说他舌苔白腻，脉滑。根据老许痰多、食少不消化的表现，医生给他开了三子养亲汤来温化痰饮，降气消食。

病 因	久咳伤肺，气失所主，久病及肾或年老肾虚，或劳欲伤肾，肾失摄纳；或肾阳衰微不能化气行水，水凌心肺，而引起哮喘。

临床表现

1.**咳喘**。咳嗽、咳痰、气短及阵发性夜间喘息发作。

2.**并发症**。老年性哮喘患者的伴发病和并发症较多，最为常见的伴发病是与年龄相关的心脑血管疾病（如冠心病、脑动脉硬化、高血压等）和糖尿病等。

3.**发作期长**。老年性哮喘通常倾向于常年发病且发作期较长，冬季发病的比率明显高于其他年龄段哮喘，同时冬季的症状严重程度也大于其他季节。

三子·养亲汤配方

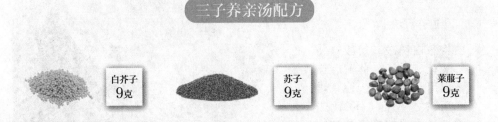

白芥子 9克　　苏子 9克　　莱菔子 9克

（**具体功效**）降气消食，温化痰饮。

（**主治范围**）主治痰壅气滞证。症见咳嗽喘逆，痰多胸痞，食少难消，舌苔白腻，脉滑。

（**用　　法**）水煎服，每日1剂。

///

很多老人家上了年纪，免疫力自然没有年轻人好，许多慢性病也随之而来。老许在冬季的时候尤其严重，这个时候就需要三子养亲汤来调补。三子养亲汤有温化痰饮的功效，在哮喘严重的时候每日一剂有助于缓解症状。

老年哮喘患者家中应常备药品，避免哮喘诱发因素或促发因素，如家庭新装修，新家具的购进，动物绒毛制品的床上用品，喷洒有关的室内杀虫剂，地毯枕头可能存在的尘螨，某些食物，花等。同时还要注意加强身体锻炼，增强身体免疫力。平时可选择一些食疗方来预防保健：

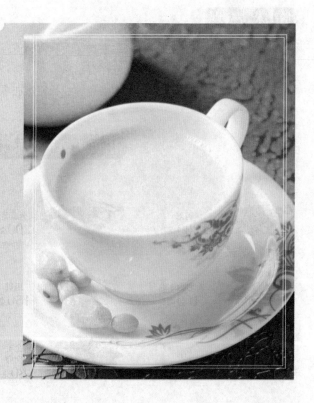

冰糖白果化痰豆浆

| 所需材料 |

白果10克，水发黄豆50克，冰糖适量。

| 制作服法 |

将白果、黄豆、冰糖倒入豆浆机中。注入适量清水，至水位线即可。盖上豆浆机机头，开始打浆。待豆浆机运转约15分钟，即成豆浆。把煮好的豆浆倒入滤网，滤取豆浆，用汤匙撇去浮沫即可。

百部、瓜蒌、板蓝根等
专治顽固老慢支

　　老李今年58岁，是一个有30年烟史的老烟民了，也是一个有10年病史的老慢支病人。自从他患上支气管炎后，家人一直劝他戒烟，他也想戒，但总改不了这老毛病。一入冬，老李的支气管炎又犯了，早上起来咳嗽不断，嗓子里总有痰，咯出来的痰呈白色粘液泡沫状，而且黏稠不易咳出。他已经好几个晚上没睡好觉了，一到夜里他就喘，总感觉上不来气。老李的朋友听说他的情况，给他推荐了一个老方子，他朋友说自己之前也是老慢支，坚持服用这个方子后，病情有了很大改善。

病因　　久咳伤肺，肺气不足，复因外邪侵袭，清肃失职而发病。肺气不足，气失所主，清肃无权，气不化津，积液成痰，痰湿阻肺；致使咳喘缠绵不愈。

临床表现

1.缓慢起病，病程长，反复急性发作而病情加重。
2.主要症状为咳嗽、咳痰，或伴有喘息。
3.急性加重系指咳嗽、咳痰、喘息等症状突然加重。

川贝板蓝根饮配方

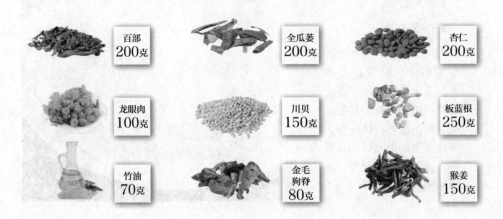

百部 200克	
全瓜蒌 200克	
杏仁 200克	
龙眼肉 100克	
川贝 150克	
板蓝根 250克	
竹油 70克	
金毛狗脊 80克	
猴姜 150克	

（**具体功效**）润肺止咳，平喘化痰。

（**主治范围**）治慢性支气管炎、肺痈、痰热咳喘等病症。

（**用　　法**）研末，开水冲服，每日2次，每次10克。

//

　　常年吸烟的人肺部总是不健康的。老李作为一个有30年烟史的老烟民，肺部更是脆弱，一旦咳嗽不注意就会发展成支气管炎。冬季总是肺部疾患的高发期，家中常备川贝板蓝根饮，每日2次，有助于缓解老年慢性支气管炎。

　　老年慢性支气管炎患者在秋冬季节得千万注意疾病的发生，在这个疾病高发的季节尤其要避免吸烟。吸烟为慢性支气管炎发病的主要因素，老年慢性支气管炎患者应戒烟或避免接触烟雾。不要进食奶制品，防止使痰液黏稠而难以排出，加重感染；不要吃过冷、过热或生硬的食物；不要饮用咖啡、茶和可口可乐等饮料，避免引起胃肠道不适。

川贝杏仁粥

│所需材料│

水发大米75克，杏仁20克，川贝母少许。

│制作服法│

砂锅中注入适量清水烧热，倒入备好的杏仁、川贝母。盖上盖，用中火煮约10分钟。揭开盖，倒入大米，拌匀。再盖上盖，烧开后用小火煮约30分钟至食材熟透。揭开盖，搅拌均匀。

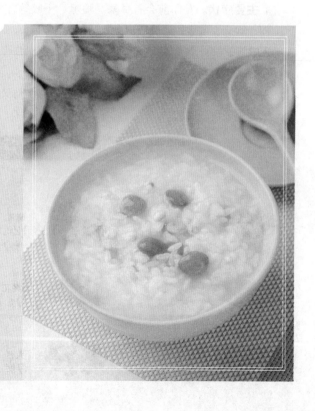

换季诱发哮喘，
用"射干麻黄汤"缓解

欢欢今年7岁了，在他3岁时就查出患有哮喘，每次发病之时，都是靠气管扩张剂来缓解。哮喘发作时，欢欢会突然上气不接下气，还不停地大口喘气，面色苍白，胸闷气短，容易出汗。医生为欢欢把了脉，看了舌苔，发现欢欢舌苔薄白，脉象细而无力。综合欢欢的情况来看，他属于肺气虚弱型哮喘。射干麻黄汤可宣肺化痰，消除体内痰饮，改善胸闷气短症状。

病 因 外邪袭肺，肺气不宣，烟尘花粉刺激，导致肺气壅阻。寒凝津液或热蒸津液成痰，痰阻气道，气道不畅、肺气不宣，发为哮喘。

临床表现

1.**主要症状**。发作前会有鼻塞、喷嚏、干咳等症状，发作时会出现呼吸困难、胸闷、胸痛、咳嗽，还会咳出大量白色的泡沫痰。

2.**咳痰**。部分患者咳痰，多于发作趋于缓解时痰多，如无合并感染，常为白黏痰，质韧，有时呈米粒状或黏液柱状。

3.**呼吸困难**。发作时，轻者仅有胸部紧迫感，持续数分钟，重者极度呼吸困难，持续数周或更长时间。

射干麻黄汤配方

射干 9克	麻黄 12克	生姜 12克
细辛 9克	款冬花 9克	五味子 3克
半夏 9克	大枣 7枚	紫菀 9克

（具体功效）宣肺散寒，化饮止咳。

（主治范围）治外感风寒，痰饮上逆，咳而上气，喉中有水鸣声。

（用　法）水煎服，每日1剂，分三次温服。

//

本方所治证属肺感风寒，宣降失常，津聚成痰，或内有痰饮，外受风寒，寒饮上逆。欢欢的哮喘病期长达4年，若要痊愈，除了每日一剂的射干麻黄汤，还得从日常饮食下功夫。射干麻黄汤有宣肺散寒的功效，对肺气虚弱型的哮喘有很好的调补功效。

在气候寒冷或季节交替的时候，要做好保暖措施；日常饮食要多加注意，不要嗜食辛辣、刺激的食物；要定时清洗床单和被褥，并经过暴晒消毒之后再使用；家中的卫生死角要经常清洁，并保持室内的湿度。哮喘患者除了药物治疗外，食疗方也是不错的选择：

麻黄五味子汤

| 所需材料 |

大枣20克，射干9克，五味子8克，麻黄8克，细辛7克，紫苑5克，款冬花6克，半夏7克，姜片适量。

| 制作服法 |

砂锅注水，倒入姜片。放入大枣、射干、五味子、麻黄、细辛、紫苑、款冬花、半夏。加盖，用大火煮开后转小火续煮90分钟至药材有效成分析出。

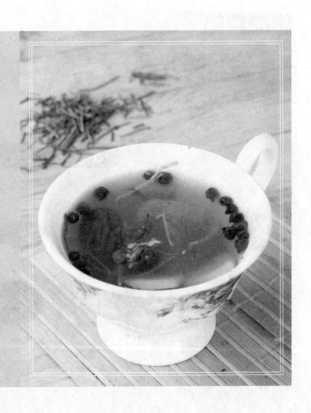

肺气肿怕冷欲吐，气短乏力，"小青龙汤"散寒化饮

老王四十多岁，但他已经有二十几年的吸烟史了。平时他就没少咳嗽，咯痰，最近家里有些烦心事，他心里犯愁一天下来一包烟没了。几天过后，老王咳得更厉害了，脸和手脚似乎都肿了不少，夜里睡觉时他甚至没办法平躺下来，一平躺他就觉得憋得慌，喘不过气来。家人摸他额头有些发烫，他却说觉得冷，身上有些疼痛。医生给他进行了初步诊断，发现他舌苔白滑，脉浮，属于肺气肿外寒里饮证。对于外寒里饮证，可用小青龙汤来温肺化饮。

病因　内因为久病肺虚，如内伤久咳、哮证等慢性肺系疾病迁延失治，经久不愈，痰浊壅肺，气还肺间，致使肺脏虚损外因为感受外邪，肺气虚，卫外不固，外邪六淫易反复乘虚入侵，诱发本病发作。

临床表现

1.早期可无症状或仅在劳动、运动时感到气短。

2.**主要症状。**乏力、体重下降、食欲减退、上腹胀满。

3.**伴随症状。**伴有咳嗽、咳痰等症状。

小青龙汤配方

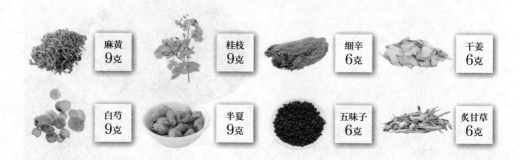

麻黄 9克　　桂枝 9克　　细辛 6克　　干姜 6克

白芍 9克　　半夏 9克　　五味子 6克　　炙甘草 6克

（**具体功效**）解表散寒，温肺化饮。

（**主治范围**）外寒里饮证。恶寒发热，头身疼痛，无汗，喘咳，痰涎清稀而量多，胸痞，或干呕，或痰饮喘咳，不得平卧，或身体疼重，头面四肢浮肿，舌苔白滑，脉浮。

（**用　　法**）水煎服，每日1剂，分三次服。

//

　　小青龙汤可以很好地散发体内的寒气。老王因肺气肿而长时间遭受的病痛在服用几剂小青龙汤后有所缓解。由于受凉感冒容易诱发上呼吸道感染，所以在冬季，房间总是门窗紧闭。其实，开窗通风，使室内空气保持流通是非常重要的，这样更能防止肺气肿发病。

　　肺气肿病人在肺部感染时，一定要卧床休息，遵照医嘱积极抗炎，解痉平喘，按时服药。食补不可操之过急，原则上以祛邪为主。感染控制后可逐步调补，可选用些简易的食疗方：

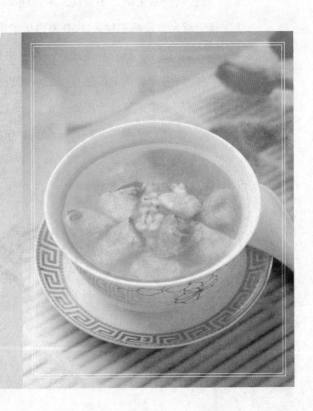

麻黄菱角薏米汤

| 所需材料 |

水发薏米130克，菱角肉100克，麻黄10克。

| 制作服法 |

倒入麻黄，大火煮至析出有效成分后捞出，放入薏米。大火烧开后改小火煮约35分钟，至米粒变软，倒入洗净的菱角肉，转中火，煮至菱角熟透即成。

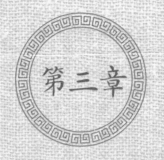

第三章

肠胃疾病的对症药方

胃肠病是常见病、多发病，总发病率约占人口的 20%。

年龄越大，发病率越高，50 岁以上的中老年人尤为多见。

如今，肠胃病的患病人群越来越年轻化，

许多年轻的上班族或多或少都患有此类疾病。

胃肠病历来被医家视为疑难之证，一旦得病，应及时治疗。

因此，了解一些肠胃疾病的对症药方很重要。

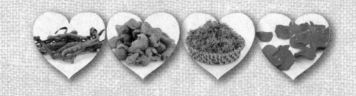

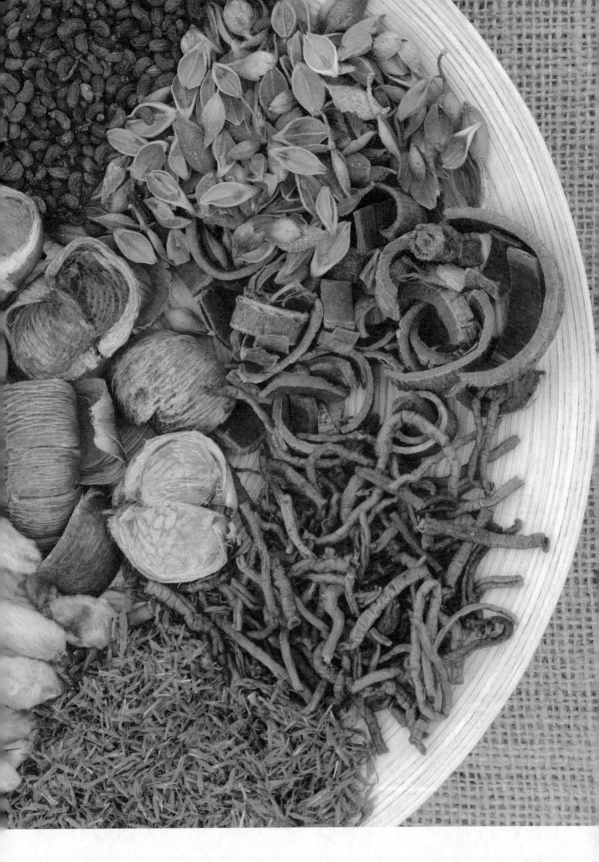

胃寒而打嗝不止，
"丁香散"温胃止呃

8月初，天气正是炎热，小林和几个朋友相约傍晚的时候在小区的篮球场来场篮球赛。虽是傍晚，但暴晒了一天的篮球场依然热浪袭人。一场球赛下来，每个人都满头大汗，纷纷奔向篮球场旁的便利店。小林一口气喝了两瓶冰可乐，他觉得还不解热，径直走到了空调下又吹了一段时间才离开。还没等小林走到家，他开始打起嗝来，肚子也疼起来了。朋友们见状都给他支招，有人说喝水，可是刚才小林猛地灌了两瓶可乐，这会说什么也喝不下了。有人说憋气，深呼吸一会，小林试了之后还是嗝声不断。其实针对小林这种由于胃中寒冷引起呃逆不止的情况，可以服用丁香散来温胃降逆止呃。

| 病 因 | 过食生冷，或过服寒凉药物，寒气蕴结中焦；或进食过快或过饱，使食滞于胃，中焦气机壅滞；或滥用温补之剂，燥热内生，胃火炽盛，腑气不行，以上诸因素均可致胃失和降，气逆于上，膈间之气不利，动膈冲喉而成呃逆。 |

临床表现

1.吸气时声门突然关闭发出一种短促的声音。可发于单侧或双侧的膈肌。

2.正常健康者可因吞咽过快、突然吞气或腹内压骤然增高而引起呃逆。

3.多可自行消退。有的可持续较长时间而成为顽固性呃逆。

丁香散配方

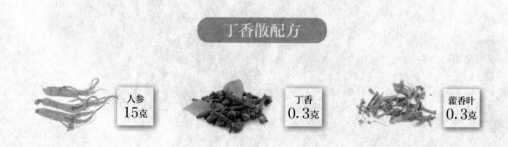

人参
15克

丁香
0.3克

藿香叶
0.3克

（**具体功效**）温胃降逆。

（**主治范围**）治胃虚气逆，呕吐不定，精神羸困，霍乱不安。

（**用　　法**）水煎服，每日1剂。

胃寒的人容易发生呃逆不止的现象，丁香散就可以很好地缓解这种症状，小林喝了一剂丁香散，打嗝就止住了。因为丁香有温中降逆的作用，藿香叶可以增强肠胃功能，人参可以补元气。

健康人发生一次性呃逆，多与饮食有关，特别是饮食过快、过饱，摄入很热或冷的食物饮料、饮酒等，外界温度变化和过度吸烟亦可引起，因此饮食时要多加注意。如果打嗝频繁或持续24小时以上可能是某些疾病的表现，应及早就医诊治。

另外，如果经常打嗝，可以榨些蔬果汁，营养又美味。

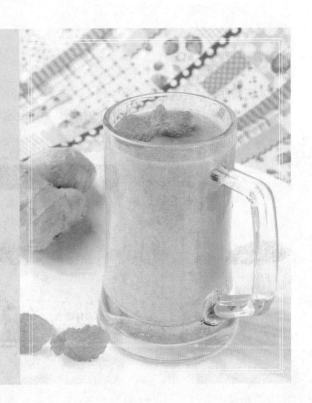

苹果姜蜜奶

| 所需材料 |

苹果100克，豆浆60毫升，蜂蜜20克，姜片适量。

| 制作服法 |

洗净的苹果切开去核，去皮，切成小块，待用。备好榨汁机，倒入苹果块、姜片。倒入豆浆。盖上盖，调转旋钮至1档，榨取果蔬豆奶。打开盖，将榨好的果蔬豆奶倒入杯中。再浇上备好的蜂蜜即可。

"竹叶石膏汤"
清胃火，止打嗝，防口臭

　　口臭不仅让个人形象大打折扣，影响了人与人之间的交往，而且往往预示着很多疾病的发生，如果不引起重视，很可能为自身的健康埋下重大隐患。毛先生是一位培训讲师，待人热情，喜欢帮助同事，可令毛先生苦恼的是他有口臭的毛病，为此，他每天都要刷好几次牙，经常嚼口香糖。他怕同事和来培训的学员发现，只能尽量减少面对面说话的机会。毛先生他说平时会有腹部胀痛、打饱嗝、便秘的症状，喜欢吃烧烤，喝点小酒，生吃大蒜。毛先生的口臭属于肠胃积热型，竹叶石膏汤可以清胃火，改善口臭，止呃逆。

病因　中医学认为，口臭是胃病的症状之一。若要治口臭，先得治胃病。胃病，始见于《黄帝内经》邪气藏府病形篇，泛指胃的病变，如饮食不节，冷热不适，致胃气虚弱，或脾胃湿热，胃阴不足以致胃失和降。

临床表现

1.**主要症状**。胃脘胀痛，呕吐恶心，口臭暖气。
2.**伴随症状**。食滞中焦，则有脘腹痞胀、吞酸吐水、口气恶臭、便溏不爽等症。

竹叶石膏汤配方

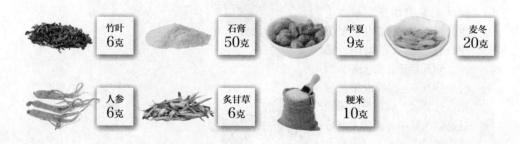

竹叶 6克　　石膏 50克　　半夏 9克　　麦冬 20克

人参 6克　　炙甘草 6克　　粳米 10克

（**具体功效**）清热生津，益气和胃。

（**主治范围**）胃阴不足，胃火上逆，症见口舌糜烂，口渴，口臭，呃逆不止，舌质红绛而干，脉细数。

（**用　法**）用水煎汁，去渣，入粳米，煮米熟，汤成去米，温服。

有口气就要处处受气，上火总会造成口臭。根除口臭的主要方法就是清胃火。竹叶石膏汤就有很好地清胃火功效。毛先生每天服用三服竹叶石膏汤，口臭也随之慢慢淡下来，服用一周后，口臭几乎没有了。

另外，保持口腔清洁卫生是改善口臭最为有效的基本方法。掌握正确的刷牙方法，及时清除滞留于牙面、牙缝及颊唇沟等处的食物残渣、软垢，控制口腔细菌的生长繁殖。忌烟酒、甜食及辛辣助火之物，回避异味食物。睡前不要吃零食，以防食物在胃里积存。

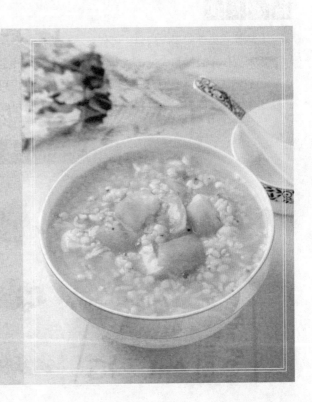

丝瓜竹叶粥

| 所需材料 |

大米100克，薏米100克，竹叶少许，丝瓜30克。

| 制作服法 |

砂锅中注入适量清水烧热，倒入竹叶，煮开后转小火煮30分钟，将竹叶捞干净。倒入大米、薏米，搅拌均匀，煮开后转小火煮1小时至食材熟透，倒入丝瓜，略煮一会儿至其熟软。

夏季暑湿伤脾胃，
"藿香正气散"解表化湿

　　小安，24岁，公司职员。小安喜欢游泳，每周他都要到水里扑腾一阵子。夏天天气闷热，小安恨不得天天泡在游泳池里。一天，小安游泳后出了泳池的大门才发现外面刮起了大风，气温一下就降下来了。他一路哆嗦着回到了家，没多久，他开始恶寒、发热、头痛，继而出现腹泻。接下来的几个小时内小安大便了4次，都是水样便，并伴有腹胀、微痛、欲吐的症状。他来到社区医院，医生检查发现，小安的舌苔白薄稍腻，脉浮。

病因　中医认为，病多因感受外邪，如湿热、暑湿、寒湿之邪；情志所伤，忧思郁怒导致肝失疏泄，横逆犯脾而成泄泻；饮食不节，过食肥甘厚味，或进食不洁腐败之物。

临床表现

1.急性感染性腹泻起病急，可伴发热、腹痛。
2.病变位于直肠和（或）乙状结肠的患者多有里急后重，每次排便量少，有时只排出少量气体和黏液便，粪色较深，多呈黏冻状，可混血液。
3.小肠病变的腹泻无里急后重，粪便不成形，可成液状，色较淡，量较多。

藿香正气散配方

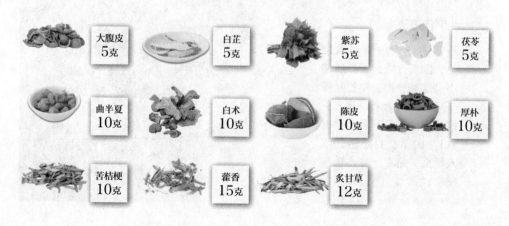

大腹皮 5克　白芷 5克　紫苏 5克　茯苓 5克

曲半夏 10克　白术 10克　陈皮 10克　厚朴 10克

苦桔梗 10克　藿香 15克　炙甘草 12克

（**具体功效**）解表化湿，理气和中。

（**主治范围**）外感风寒，内伤湿滞证。恶寒发热，头痛，胸膈满闷，脘腹疼痛，恶心呕吐，肠鸣泄泻，舌苔白腻。

（**用　法**）水煎服，每日1剂。

夏天闷热，许多人都喜欢待在冰凉的环境，稍不注意就容易遭受暑湿之邪，小安就是因为夏季湿气到导致脾胃损伤。

医生给小安开了2剂藿香正气散，用水煎服。在服用1剂后，小安的腹泻症状消失了，但还有些腹胀，服用第2剂后腹胀消失，纳食正常。

天气炎热的时候切勿贪凉，不要让空调的出风口直对身体，睡觉时可在肚子上盖张薄毯子。在日常生活中要特别注意饮用水、食品、双手和环境卫生。

荷叶藿香饮

| 所需材料 |

藿香10克，水发荷叶5克。

| 制作服法 |

砂锅中注入适量清水，用大火烧热。倒入备好的藿香、荷叶。盖上锅盖，烧开后转小火煮30分钟至药材析出有效成分。揭开锅盖，将药材捞干净。关火后将煮好的药汤盛入碗中即可。

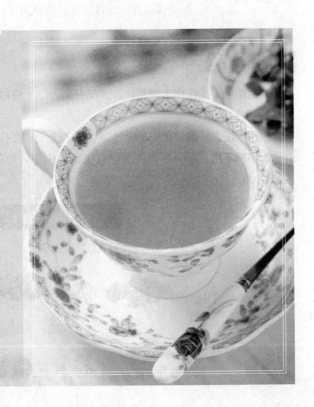

"保和丸"善消食，可治饮食难化、恶心腹痛

小珍今年刚上大学，她盼了好久终于把寒假给盼来了。她可高兴坏了，还没到家她就已经想好了后面一周让妈妈给做什么好吃的。早上刚吃过早餐，她立马啃起了苹果，接着把桌上的零食一扫而光，中午妈妈做了她喜欢吃的糖醋排骨，还有鸡肉，大虾，晚上有老鸭汤，清蒸鱼……妈妈看小珍在家的食欲这么好，心里也高兴，学校食堂的饭菜肯定没家里的好吃，难得回家就让小珍敞开了吃。一连几天，顿顿大鱼大肉。慢慢地，小珍的肚子"不高兴"了，小珍发现她腹部鼓胀，吃不下饭，有时还会恶心、呕吐。妈妈认为小珍应该是吃太多了消化不好，给她吃了几片消食片，没多久小珍感觉好多了。可过了几天，腹部又胀痛了、恶心，还没吃饭就打饱嗝。妈妈赶忙带着小珍去医院求诊。医生看她舌质淡红，舌苔白，脉细弱，正是因中气不足而引起食欲不振导致的消化不良。

病因　文中小珍的主要病因是饮食所伤，多因长期饮食不节，饥饱失调所致，如暴饮暴食、过食肥甘、温凉失宜、饮食不洁之物等。

临床表现

1.**上腹痛**。上腹痛为常见症状，部分患者以上腹痛为主要症状，伴或不伴有其他上腹部症状。

2.**胃不适**。早饱、腹胀、嗳气为常见症状，伴或不伴有腹痛。

3.**精神不适**。不少患者同时伴有失眠、焦虑、抑郁、头痛、注意力不集中等精神症状。

保和丸配方

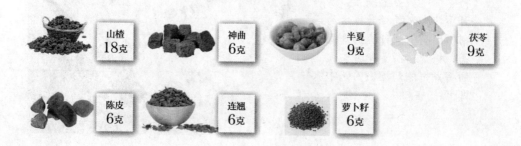

山楂 18克　神曲 6克　半夏 9克　茯苓 9克
陈皮 6克　连翘 6克　萝卜籽 6克

（**具体功效**）消食和胃。

（**主治范围**）主食积停滞，胸脘痞满，腹胀时痛，嗳腐吞酸，恶食，或呕吐泄泻，脉滑，舌苔厚腻或黄。

（**用　法**）每次服70~80丸，空腹时用白汤送下。

//

　　方中山楂消油腻肉积；神曲消酒食陈腐之积；陈皮、半夏、茯苓理气和胃，燥湿化痰；连翘散结清热。诸药合用，有消食导滞、理气和胃之功，对饮食难化、恶心腹痛有很好的缓解作用。小珍由于短时间内的大鱼大肉、暴饮暴食导致的消化不良在食用过保和丸后有了良好的改善，一般只需要服用一天，一天三次，病症就更痊愈了。

　　饮食要注意不可过饥或过饱，合理控制饮食结构，荤素搭配，少吃油炸、腌制、生冷食物刺激性食物。不暴饮暴食，避免吃不易消化的食物及饮用各种易产气的饮料。

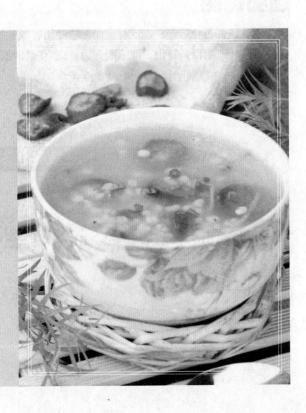

山楂高粱粥

| 所需材料 |

水发高粱米200克，山楂片15克，姜丝、葱花各少许，盐、鸡粉各2克。

| 制作服法 |

砂锅中注入适量清水，用大火烧开。倒入高粱米、山楂片，拌匀。盖上盖，烧开后用小火煮40分钟。揭盖，放入姜丝、盐、鸡粉、葱花，拌匀。关火后盛出煮好的粥即可。

呕吐伴口干口苦者，
用"四逆散"调和肝脾

高女士平时经常爱生气，前段时间她发现自己生气后上腹部会出现胀痛的感觉，并且吃过东西后腹部胀痛更明显了，常口干口苦，食欲也不是很好。时常呕吐，当心情不好的时候更加容易呕吐。高女士很痛苦，她决定寻求中医的方法来解决自己的烦恼。经医生询问后得知，高女士一直有大便秘结，睡眠质量差的现象，观察她的舌象和脉象发现，高女士舌质红，苔白厚，脉弦细。医生告诉她，四逆散可以调和肝脾，降逆止呕，能有效缓解她的腹胀和呕吐症状。

病 因	恼怒伤肝，肝失条达，横逆犯胃，胃气上逆；忧思伤脾，脾失健运，食难运化，胃失和降，均可发生呕吐。

临床表现

呕吐。有恶心之先兆，或有声而无物吐出，或吐物而无声，或吐物伴有声音。或食后即吐，或良久复出，或呕而无力，或呕吐如喷，或呕吐新入之食，或呕吐不消化之宿食，或呕吐涎沫，或呕吐黄绿苦水。

四逆散配方

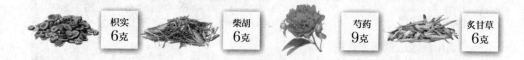

枳实 6克　柴胡 6克　芍药 9克　炙甘草 6克

具体功效 疏肝理脾，调和胃气。

主治范围 肝脾不和证，症见胁肋胀闷，脘腹疼痛，胸腹疼痛，泄利下重，脉弦。

用　法 上药为末，以米汤分3次冲服。

///

　　呕吐和腹胀就是相伴而来，主因多是肝脾功能的不完善。高女士的脾胃功能不完善再加上脾气不好，容易发怒，从而比较容易导致呕吐和腹胀，在饮用两天的四逆散后，呕吐和腹胀现象也减少了很多。

　　保持良好的饮食习惯，避免饮食不规律、暴饮暴食、食辛辣刺激食物。保持愉快的心情，避免精神过度紧张；饮食方面要以易消化和清淡为主；对于经常呕吐的患者，应该注意卧床休息。

　　经常呕吐者，除了吃四逆散调和脾胃，平常也可以烹任一些水果茶食用，例如以下这道玫瑰柴胡苹果茶就很不错。

玫瑰柴胡苹果茶

| 所需材料 |

苹果25克，柴胡7克，玫瑰花苞5克，冰糖25克。

| 制作服法 |

砂锅中注入适量清水烧开，倒入柴胡，拌匀。用中火煮15分钟。倒入切好的苹果，加入玫瑰花苞，用大火煮15分钟，倒入冰糖，搅拌至溶化。加盖，用大火焖5分钟即成。

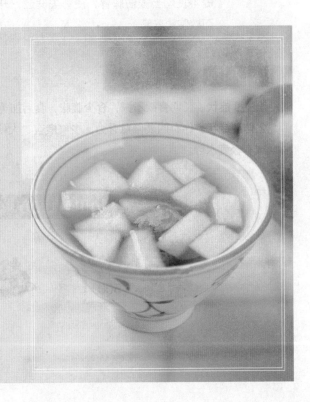

腹胀、呕吐、胃口差，用"山楂丸"促消化

郭女士，从事销售工作好几年了，她靠着自己的打拼，坐上了部门经理的位子。可销售行业竞争激烈，压力大，她周末经常加班，平时工作日也常加班到深夜，没有固定的休息时间；为了节省时间多跑业务，她常常在外面随便买点吃的应付一日三餐，饮食极其不规律，吃了这顿，忘记下顿。她还要经常陪客户，餐桌上免不了大鱼大肉和酒水。慢慢地，她发现自己经常腹部鼓胀，吃不下饭，有时还会恶心、呕吐，吃完饭后腹部胀闷，总感觉喉咙堵得慌。刚开始她觉得不是什么大事，也未重视。等到严重时去买药吃，暂时好了，但没过几天，又出现腹胀。郭女士前来就诊时，她的舌质淡红，舌苔白，脉细弱。郭女士是由于长期饮食不规律引起的消化不良，山楂丸消积化滞，可以促进消化，减轻腹胀。

病因 郭女士的腹胀是由脾胃损伤所引起的。饮食不节、饥饱无度，或营养不良均会损伤脾胃，使脾失健运，升降失节，气滞不能正常运行而致脘腹胀满。

临床表现

1.**主要症状**。长期食欲不振，食少腹胀，食后加重。
2.**伴随症状**。伴有四肢倦怠乏力、少气懒言、大便干稀不调、小腹重坠、四肢不温或有轻度水肿。

山楂丸配方

山楂
500克

白糖
300克

（**具体功效**）消积化滞。

（**主治范围**）用于食积，肉积，停滞不化，痞满腹胀，饮食减少。

（**用　　法**）口服，一次1丸，一日3次。

三餐不定时、饮食不规律的人很容易就会出现消化不良的现象。郭女士的消化不良是由于饮食不规律导致脾胃损伤引起的。服用山楂丸，1次1丸，每日3次，2~3天就能看到疗效，但最重要的还是改善不良的生活习惯。

饮食应以清淡为主，少吃辛辣、油腻的食物，切忌暴饮暴食。还要注意劳逸结合，保持乐观积极的心态，经常锻炼身体。

平日里可以多多食用一些健胃消食的食物，例如南瓜、洋葱、西红柿、橘子、麦芽、绿色蔬菜等。用山楂和麦芽做的消食汤促消化的效果就很好。

山楂麦芽消食汤

| 所需材料 |

瘦肉150克，麦芽15克，蜜枣10克，陈皮1片，山楂15克，淮山1片，姜片少许，盐2克。

| 制作服法 |

砂锅中注入适量清水，倒入瘦肉、姜片、陈皮、蜜枣、麦芽、淮山、山楂，拌匀。加盖，大火煮开转小火煮3小时至。揭盖，加入盐。稍稍搅拌即可。

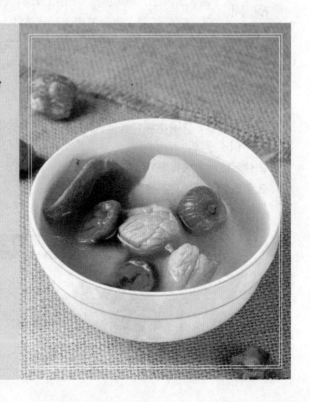

面黄，食少，易腹泻，
"四君子汤"益气健脾

　　小娟与好友各自在忙自己的事情，她们已经有些日子没碰面了，她们约好周末见面，可是见面时好友居然差点没认出小娟。好友上一次见到小娟时，小娟还是一个白白的稍胖的小姑娘，如今却面色萎黄，身体消瘦，声音也低弱了许多，整个人看起来苍老了。好友关切地询问小娟是不是出什么事情，还是生病了。小娟苦笑，她不过是断断续续拉肚子拉了几个月，这减肥的效果果真是不一般。好友感叹如果小娟早点告诉她，可能小娟就能少受点罪了。好友赶紧请来了家里开中医诊所的亲戚张大夫为小娟诊治。据小娟所说，她在3个月前某一天受凉之后开始腹泻，一天大便好几次，每次大便都是溏稀的，时间稍长之后，觉得四肢没有力气，吃得也少。张大夫了解完小娟的病情后，告诉她目前她出现的症状是脾气虚弱的表现，现在用四君子汤益气健脾来调理。服用几剂之后，小娟的气色好多了，一天大便的次数也慢慢减少了。

病因 此病症属于风寒腹泻，是由于调护失宜，感受风寒，寒邪客于肠胃，寒凝气滞，中阳被困，运化失职，从而导致急性腹泻。由于治疗不及时导致脾气虚弱，转换成慢性腹泻。

临床表现

1.**主要症状**。腹部胀痛，喜温喜按，泻下泡沫状稀便，色淡黄，无味，肠鸣辘辘，口渴但不喜饮。

2.**伴随症状**。或有恶寒、发热。

3.**舌象**。舌质淡，苔薄白。

四君子汤配方

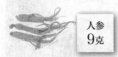
人参
9克

白术
9克

茯苓
9克

炙甘草
6克

（具体功效）益气健脾。

（主治范围）适用于平时面色萎黄无血色，声音低弱，四肢无力，常觉气短，活动后加重，饮食不香，大便溏稀。

（用　　法）水煎服，1天1剂，连服7天。

脾气虚弱是人体气虚中的一种症状类型，在当今社会中脾气虚弱的人不在少数，一旦出现了脾气虚弱一定要积极进行调理才行。

平时一定要保持心情愉悦，尽量避免出现一些负面的情绪，比如疲劳、紧张、恐惧、悲伤等等；吃饭的时候一定要保证身心的愉悦和放松；在日常生活中一定要注意保暖问题，特别是要注意腹部的保暖，在夏季的时候一定不要贪凉；运动是非常好的改善脾气虚弱的方法，平常可以打打太极拳、做做健身操等。另外还可以用食疗的方法改善脾气虚弱的现象。

人参茯苓茶

| 所需材料 |

炙甘草9克，人参、白术、茯苓各15克，红枣10克，姜片适量，白糖20克。

| 制作服法 |

砂锅中注入适量清水烧开，倒入甘草、人参、白术、茯苓、红枣，放入姜片，拌匀。盖上盖，烧开后用小火煮30分钟。揭盖，放入白糖，拌匀，煮至溶化即可。

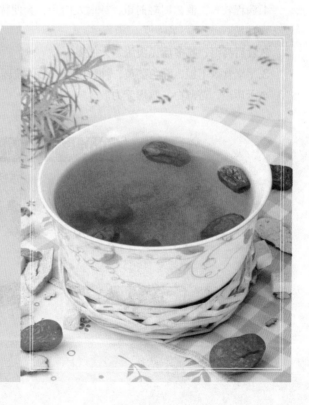

脾胃虚弱敏感者，
得用"补中益气汤"调和

脾胃虚弱敏感的人，看起来比常人要瘦弱些，面色萎黄，小董就是这样的人。小董平时不太说话，说话的声音也是有气无力的，吃的也少，喜欢喝热的东西。小董稍微进食一些油腻或者硬的食物，大便就会稀溏，有时一天要跑好几次厕所。小董经朋友介绍找了一位颇有经验的中医师来调理身体，针对小董的情况可以用补中益气汤补益中焦之气，调理脾胃。

病因 饮食不节，劳倦过度，忧思日久，禀赋不足，年老体衰，大病初愈，调养失慎都可以导致脾胃虚弱证。

临床表现

1.病程较长，泄泻时轻时重，或时发时止，大便稀溏，色淡无臭味，夹有不消化食物残渣。

2.食后易泻，吃多后见腹胀、大便多。

3.平素食欲不振，面色萎黄，神疲倦怠，形体瘦弱。

4.舌质淡，苔薄白，脉虚无力。

补中益气汤配方

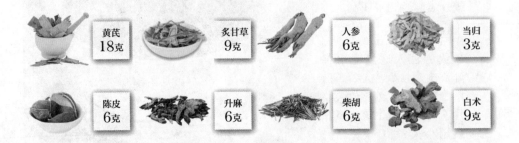

黄芪 18克　炙甘草 9克　人参 6克　当归 3克

陈皮 6克　升麻 6克　柴胡 6克　白术 9克

（**具体功效**）补中益气，升阳举陷。

（**主治范围**）适用于平时饮食减少，容易疲倦，四肢酸软，少气懒言，面色萎黄，大便稀溏，或脱肛、子宫脱垂、久泻、崩漏者，平日静坐就身热有汗出，口渴喜热饮，气短乏力者亦可服用。

（**用　法**）水煎服，1天1剂，连服7天。

//

　　脾胃虚弱的人可以适当地进行一些体育锻炼，能增加人体的胃肠功能，使胃肠蠕动加强，消化液分泌增加，促进食物的消化和营养成分的吸收，并能改善胃肠道本身的血液循环，促进其新陈代谢，延缓消化系统的老化。

　　脾胃虚弱的人饮食应有规律，三餐定时、定量、不暴饮暴食；平时多吃易消化食物，如粥等；少吃有刺激性和难于消化的食物，如酸辣、油炸、干硬和黏性大的食物，生冷的食物也要尽量少吃。平时还可以选择一些食疗方来调理：

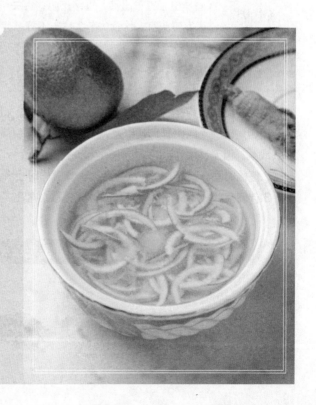

人参橘皮汤

| 所需材料 |

橘子皮15克，人参片少许，白糖适量。

| 制作服法 |

橘皮切成细丝。砂锅中注入适量清水，用大火烧热。倒入人参片、橘子皮，搅拌均匀。烧开后转小火煮15分钟，药材析出有效成分。加入少许白糖。搅拌均匀，煮至白糖溶化即可。

突发胃痛喜热饮，
"良附丸"除胃寒痛

　　周五刚下班，诗诗就接到表姐的电话，约她周六到表姐家附近新开的店品尝冰激凌。说到冰激凌，诗诗想到两周前发生在自己身上的事依然心有余悸。两周前，诗诗和朋友一起到海边游泳，大家都玩得很开心。后来大家又一起去了附近的店里吃冰激凌，烈日下吹着海风，吃着冰激凌别提多美了。不知不觉，好几个冰激凌已进了诗诗的肚子。在返程的路上，诗诗的肚子突然疼起来，她疼得眼泪都快出来了，开车的朋友赶紧改道奔向最近的医院。好在车上有一个保温杯里装有半杯热水，半杯热水下肚子，诗诗的肚子似乎没那么疼了。经过在医院的一番折腾，诗诗总算缓过来了。医生说这是由于她游泳时寒气进入身体，加上她一连吃了好几个冰激凌，在双重寒冷的刺激下，胃部寒凝气滞引起了胃部突发疼痛，需要温胃祛寒止痛。医生给诗诗开了一些止胃痛的药和一种名为"良附丸"的中成药，让她回去之后好好调理。

病　因	胃痛是由于胃气阻滞，胃络瘀阻，胃失所养，不通则痛导致的。其痛常因寒暖失宜、饮食失节、情志不舒、劳累等诱因而发作或加重。

临床表现

1.**疼痛类型。**其疼痛的性质表现为胀痛、隐痛、刺痛、灼痛、闷痛、绞痛等，常因病因病机的不同而异，其中尤以胀痛、隐痛、刺痛常见。可有压痛，按之其痛或增或减，但无反跳痛。

2.**疼痛时间。**其痛有呈持续性者，也有时作时止者。

3.**伴随症状。**本病症常伴有食欲不振、恶心呕吐、吞酸嘈杂等症状。

良附丸配方

高良姜
（酒洗）
9克

香附
（醋洗）
9克

具体功效 温胃行气疏肝，祛寒止痛。

主治范围 主治气滞寒凝证。症见肝郁气滞，胃脘疼痛，胸胁胀闷，畏寒喜温，苔白脉弦，以及女性痛经等。

用 法 水煎服，每日1剂。

///

天气炎热，很多女孩子都喜欢吃冰冰凉凉的甜品，稍不注意就会过量，就会引起胃寒。诗诗的胃痛是由于胃部寒凝气滞引起的，每日1剂良附丸可以有效根除胃寒痛。

另外，女孩子在日常生活中要注意做好保暖工作，尤其是夏季，不要以为天气炎热就可以忽略。夏季尤要注意胃部的保暖，不要过食生冷刺激的食物，睡觉时肚子上要盖好薄被，防止腹部受凉引起腹痛、腹泻等肠胃疾病。

平时也可以用食疗方来调理保养脾胃：

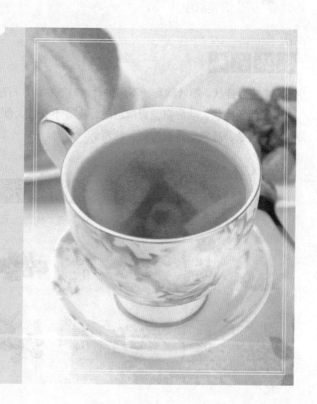

红枣桂圆姜茶

| 所需材料 |

红枣12克，生姜块15克，桂圆肉干17克，红糖适量。

| 制作服法 |

将去皮生姜切片，红枣取果肉，切小丁块。汤锅中注入适量清水烧热，倒入桂圆肉干、生姜片和红枣丁。盖上盖子，烧开后用小火煮约20分钟，揭盖，撒上红糖，拌匀，煮至糖分溶化即可。

"枳实导滞丸"
专治有伤食史的腹痛

小秋是一名在校大学生，在学校待了三年，食堂的饭菜早就吃腻了，学校附近的饭馆也基本上吃过了。听说学校附近开了一家自助餐厅，寝室里的几个姑娘就商量好了一起去尝尝鲜，最好把本也吃回来。于是中午小秋和几个室友就随便吃了点，好不容易等到傍晚餐厅一营业，小秋她们就迫不及待地冲进餐厅。当几位室友都吃不下的时候，小秋得意地在餐厅里继续"扫荡"着。最后大家走出餐厅时，小秋已是快扶着墙走路的状态，大家也都没当回事。过了没多久，小秋直喊肚子疼，接着她把最后吃进肚子里的东西吐出了一些。几个室友忙叫住了车把小秋往医院送。医生诊断后对大家说，小秋这是伤食引起的腹痛，用枳实导滞丸来消食导滞可以缓解腹痛症状。最后医生告诫小秋和她的室友，今后饮食不能暴饮暴食，一下子吃得太多会容易把胃撑坏的。

病 因	暴饮暴食，也包括饮食不洁和过食寒凉生冷等，会引致急性消化不良病症。

临床表现

1. **主要症状**。呕吐酸臭，不思进食，口气臭秽，打酸臭嗝，脘腹胀满或疼痛不适。
2. **伴随症状**。吐后自觉胃部舒适，夜卧不安，大便干燥，或泻下酸臭。
3. **舌象、脉象**。舌苔厚腻，脉滑。

枳实导滞丸配方

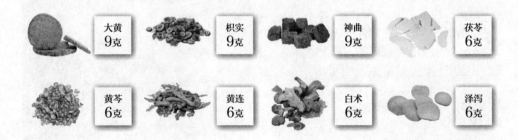

大黄 9克	枳实 9克	神曲 9克	茯苓 6克
黄芩 6克	黄连 6克	白术 6克	泽泻 6克

具体功效 消食导滞，清热祛湿。

主治范围 主治湿热食积。症见脘腹胀痛，下痢泄泻，或大便秘结，小便短赤，舌苔黄腻，脉沉有力。

用　法 每服50～70丸（6～9克），温水送下，根据病情加减服之。

很多人一吃到喜欢的食物就难以控制食量，从而导致伤食，尤其是当下年轻人吃自助都本着"扶着墙出来"的目标，就更容易伤食了。伤食就得靠枳实导滞丸。枳实导滞丸有消食导滞、清热祛湿的功效，小秋服用两天的枳实导滞丸，腹痛就有所缓解了。

为了避免再次伤食，饮食要合理搭配，不要暴饮暴食。吃自助餐时要注意用餐顺序，先挑素食，后吃荤食。先取热量低、维生素丰富、纤维素高的素食，如蔬菜类、菇类，防止先吃荤食引起消化不良。

另外，用枳实茶缓解伤食症状也是很好的。

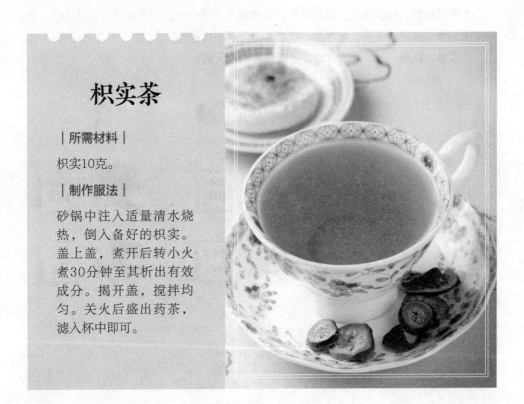

枳实茶

| 所需材料 |

枳实10克。

| 制作服法 |

砂锅中注入适量清水烧热，倒入备好的枳实。盖上盖，煮开后转小火煮30分钟至其析出有效成分。揭开盖，搅拌均匀。关火后盛出药茶，滤入杯中即可。

腹痛绵绵，总是便溏，"小建中汤"温中补虚

　　赵女士去年冬天的时候遇上车祸，当时失血过多，又加天气严寒，腹中时常疼痛，痛时感觉肚皮向里抽动。每次腹痛的时候必须用热水袋来暖腹部或者喝杯热水，才能缓解。不仅如此，赵女士每天大便总是稀溏，有时一天两三次。时间长了，赵女士的面色萎黄，神情倦怠，做什么都没力气。她的脉弦细，看她的舌淡嫩，苔薄。赵女士是中焦虚寒的表现，用小建中汤为温里剂，能温中补虚、和里缓急，从而解决赵女士的烦恼。

病因　中焦虚寒多因脾气虚衰进一步发展而来，也可因饮食失调、过食生冷，或因寒凉药物太过，损伤脾阳，命门火衰，火不生土而致。

临床表现

1.**主要症状**。脘腹疼痛，喜温喜按，畏寒肢冷，喜热饮，大便清稀，倦怠神疲，纳食减少，或泛吐清涎，或浮肿，或妇女白带量多而清稀。

2.**舌象、脉象**。舌淡胖或有齿痕，苔白滑，脉沉弱。

小建中汤配方

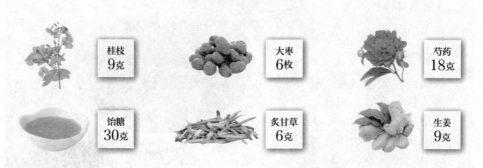

桂枝 9克　　大枣 6枚　　芍药 18克

饴糖 30克　　炙甘草 6克　　生姜 9克

具体功效 温中补虚，和里缓急。

主治范围 适用于腹冷痛难忍，喜温喜按，神疲乏力，少气或心悸，虚烦不宁，面色萎黄，四肢酸楚，手足烦热，咽干口燥等。

用　　法 水煎取汁，兑入饴糖，文火加热溶化，1天1剂，连服7天。

中焦虚寒导致的大便稀溏得用小建中汤来拯救。小建中汤有温中补虚、和里缓急的功效，赵女士1天1剂，连服7天之后，便溏的次数明显减少，这时可以去医院复诊，询问医生是否要改变配方。

另外，若中焦寒重者，可加干姜以增强温中散寒之力；兼有气滞者，可加木香行气止痛；便溏者，可加白术健脾燥湿止泻；面色萎黄、短气神疲者，可加人参、黄芪当归以补养气血。

也可以用食疗的方法来缓解病症。

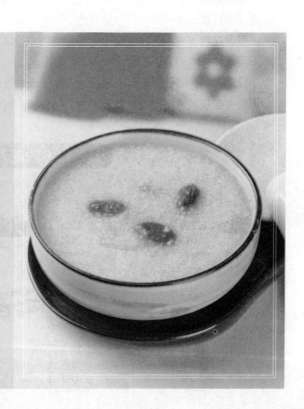

蜜汁参枣粥

┃所需材料┃

玉米碎300克，大枣75克，党参15克，蜂蜜30克。

┃制作服法┃

玉米碎淘洗干净，浸泡后，下入清水锅中烧开。放入党参用小火煮至八成熟。放入大枣煮到熟烂、汤汁浓稠，加入蜂蜜搅匀，出锅装碗即成。

"参苓白术散"益气渗湿，不再腹泻便溏

陆女士两年前被诊断为慢性肠炎，用中西药治疗一直未能止泻。陆女士说她这两年来一直腹泻便溏，腹部疼痛。曾经服用过健脾温肾、苦坚收涩的药，也没见效。平时饮食少，稍微进食一些油腻的食物就会腹泻了，而且还经常放屁，小便略黄。陆女士前来求诊时舌苔中根腻，脉虚缓，为脾虚湿盛之象，当用参苓白术散益气健脾、渗湿止泻。

病 因 中医认为本病病因主要是由于饮食不节、情志失调和房事过度而致脾肝肾功能障碍。

临床表现

1. **主要症状**。长期慢性，或反复发作的腹痛、腹泻及消化不良等症，重者可有黏液便或水样便。
2. **腹泻次数**。腹泻程度轻重不一，轻者每日排便3～4次，或腹泻便秘交替出现；重者可每1～2小时1次，甚至出现大便失禁。
3. **腹泻时间**。部分患者可有夜间腹泻和（或）餐后腹泻。
4. **粪便症状**。粪质多呈糊状，混有大量黏液，常带脓血。

参苓白术散配方

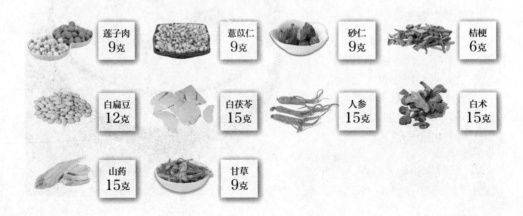

莲子肉 9克	薏苡仁 9克	砂仁 9克	桔梗 6克
白扁豆 12克	白茯苓 15克	人参 15克	白术 15克
山药 15克	甘草 9克		

（**具体功效**）益气健脾，渗湿止泻。

（**主治范围**）适用于平时饮食不消，胸闷欲吐，肠鸣腹泻，四肢乏力，形体消瘦，面色萎黄者。

（**用　法**）水煎服，1天1剂，连服7天。

//

　　腹泻是一种常见的消化系统疾病，发病率高，在我们的日常生活，偶尔出现一两次腹泻的情况那都是正常的。但是如果长期腹泻就得注意了。参苓白术散是缓解腹泻的良药，有益气健脾、渗湿止泻的作用，陆女士连服7天的参苓白术散后，病症有明显的改善。

　　另外，腹泻次数较多时，应及时补充水分，可食用鲜果汁、藕粉、米汤、蛋汤等流质食物，酌情多饮开水、淡盐水。茯苓、白术具有很好的益气健脾的作用，除了用作药方外，还能煮粥食用，如同这道山药茯苓白术粥。

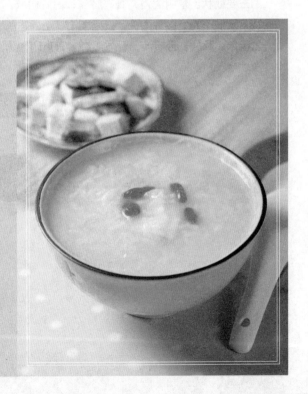

山药茯苓白术粥

│ 所需材料 │

山药150克，大米150克，茯苓、白术各8克，枸杞5克，白糖25克。

│ 制作服法 │

锅中注入适量清水烧开，倒入大米，放入茯苓、白术，用小火煮30分钟至大米熟软。揭盖，放入枸杞、山药，盖上盖，用小火续煮10分钟至粥浓稠。揭开盖，加入白糖即成。

"四神丸"温补脾肾，改善老人五更泻

　　老范虽已年过六旬，但身子骨还算硬朗，平时也和小区里的老人一起早起去锻炼。可是天气变冷之后，老范凌晨5点左右总要跑厕所，大便也是不成形、稀薄的，有时还像水一样。老范进食之后也不消化了，偶尔还腹痛，腰酸，四肢冰凉。邻居的张大爷知道后，给老范推荐了四神丸，张大爷之前也有过老范这样的症状，这叫五更泻，指在黎明五更之前肠鸣泄泻。四神丸可以温肾暖脾，固肠止泻，治疗老人五更泻。

病 因	病久渐虚，脾病损肾，则见脾肾阳虚。肾阳不足，命门火衰，不能蒸化致病。

临床表现

1.**主要症状**。黎明泄泻，肠鸣脐痛，泻后痛减，大便稀薄，混杂不消食物，形寒肢冷，四肢不温，腰膝酸冷，疲乏无力，小便清长，夜尿频多。

2.**舌象、脉象**。舌质淡，舌体胖、多有齿印，脉沉细无力。

四神丸配方

 肉豆蔻 60克　　 补骨脂 120克　　 五味子 60克　　 吴茱萸 30克

（**具体功效**）温肾暖脾，固肠止泻。

（**主治范围**）适用于平时晨泻，不思饮食，食不消化，或久泻不愈，腹痛喜温，腰酸肢冷，神疲乏力者。

（**用　　法**）口服每次9～12克，每日2次。

五更泻多发于老年人，是因为老年人缺乏运动，肾气衰弱。所以老年人要经常参加户外活动，如打打太极拳，晒晒太阳灯，以强健腰肾，增强体质。

在早晨太阳升起时，背朝太阳，边走路边拍拍手，直到背部被晒得暖洋洋的，掌心温热为止。这个方法被称作日光疗法，能够疏通经络、畅通气血、调和脏腑、驱寒助阳。另外还要注意腹部保暖。本来有鸡鸣泻的人就有脾肾虚寒的毛病，如果不注意保暖，就会使寒气凝滞在腹部，疾病也会久治不愈。

平常可以喝炖汤滋补阳气，例如猪腰汤。

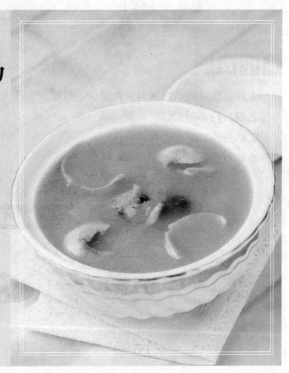

豆蔻补骨脂猪腰汤

| 所需材料 |

肉豆蔻15克，补骨脂10克，枸杞8克，猪腰200克，姜片20克，盐2克，鸡粉2克，料酒10毫升。

| 制作服法 |

砂锅中注入适量清水烧开，撒入姜片，放入药材，放入余过水的猪腰，淋入适量料酒。盖上盖，烧开后用小火炖40分钟，放入少许盐、鸡粉即可。

一紧张就腹泻，
试试"痛泻要方"

一到暑假，医院候诊室里就出现了不少学生和家长的身影，其中有个身形瘦小的小姑娘叫芬芬，17岁了，她说升入高中后每次临近考试时她都会紧张，一紧张就腹泻，而且还总是晚上腹泻，粪便稀薄如水样，严重时一晚上要泻七八次，这样一来就影响了睡眠，有时在考试时也会有急迫的便意感，如此一来对考试的状态影响极大。每次腹泻之前还会出现腹痛和肠鸣。眼看明年就要参加高考了，芬芬再这么紧张腹泻下去，学习成绩必然会受到影响，芬芬妈妈也感到着急，所以这一放暑假就带着芬芬来看病了。芬芬这是紧张情绪使脾运化失常所导致的痛泻证，也称为肠易激综合征，宜补脾柔肝、祛湿止泻，可选择痛泻要方来止泻，同时她还应注正视一遇考试就紧张的心理问题，及时疏导并解决这一心理问题。

病 因　心理应激对胃肠道功能有显著影响，它在肠易激综合征的诱发，加重和持续化中起重要作用，相当一部分患者伴有心理障碍，其中以焦虑、抑郁为主。

临床表现

1. 持续性或间歇性腹泻，粪量少，呈糊状，含大量黏液。
2. 禁食72小时后症状消失。
3. 部分患者可因进食诱发。
4. 可有腹泻与便秘交替现象。

荆防败毒散配方

 炒白术 9克　 炒芍药 6克　 炒陈皮 4.5克　 防风 3克

具体功效 补脾柔肝，祛湿止泻。

主治范围 主治脾虚肝旺、运化失常所致之痛泻证，症见肠鸣腹痛，大便泄泻，腹痛必泻，反复发作，舌苔薄白，脉弦而缓。

用 法 水煎服，每日1剂。

肠易激综合征多数是因为精神心理障碍导致的。现代社会人们压力增大，生活中的某些不顺心的事情容易让人变得抑郁、焦虑、精神不正常，这个时候，就会出现肠易激综合征。因情绪影响引起腹泻者，应注意调整情绪和心态，必要时进行心理干预治疗。

现代药理研究发现，荆防败毒散可缓解胃肠平滑肌痉挛，增强胃肠消化功能，还有一定的抑菌作用。

另外，腹泻期间应食用清淡的流质食物，如汤或其他透明的液体。

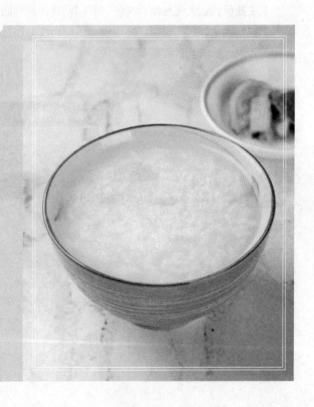

白术陈皮粥

| 所需材料 |

水发大米150克，白术、陈皮各适量。

| 制作服法 |

砂锅中注入适量清水烧开，倒入洗净的白术、陈皮。放入洗好的大米，拌匀。盖上盖，烧开后用小火煮30分钟至熟。揭盖，捡出白术、陈皮。关火后盛出煮好的粥即可。

大便燥结于里，用"大承气汤"来攻破

晶晶忽然意识到自己已经五天没大便了，这几天她一直没有便意感所以没在意。吃过午饭她突然有了便意感，可是她在厕所里待了半天就拉出了一点点，还很干燥。没多久她腹就开始疼痛。她前来就诊时，腹痛难忍，一碰她腹部就喊疼。晶晶这是热结肠腑引起大便秘结，可以用大承气汤峻下热结。果然两剂药过后，晶晶的大便就通了。

病因　胃为水谷之海，肠为传导之官，若肠为积热，耗伤津液，则大便干结；热伏于内，脾胃之热熏蒸于上，故见口干口臭，面赤身热；热积肠胃，腑气不通，故腹胀腹痛；热移膀胱，则小便短赤。

临床表现

1.**主要症状。**大便秘结，排便时肛门剧痛，甚则面赤汗出，便血鲜红量少。

2.**其他症状。**肛门裂口溃疡表浅，色鲜而红，边缘整齐，弹性好。

3.**舌象、脉象。**舌红苔黄，脉洪数。

大承气汤配方

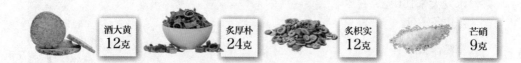

酒大黄 12克　炙厚朴 24克　炙枳实 12克　芒硝 9克

（**具体功效**）峻下热结。

（**主治范围**）适用于大便不通，腹胀，腹痛拒按，按之可触及硬物，甚至潮热，手脚出汗或腹泻清水，色纯青，气味臭，脐腹疼痛，按之坚硬有块。

（**用　法**）水煎服，先煎厚朴、枳实，后下大黄，芒硝用煎好的药汤冲服，1日1剂，便通即止。

大承气汤可以很好地缓解便秘，晶晶喝过两剂药后，大便就通畅了。

便秘与不良的生活习惯、饮食习惯和工作性质等因素有关。平时养成定时排便的好习惯，排便时集中注意力，避免用力排便。

要改善饮食结构，改正不良的生活习惯。在平时的日常生活中要多吃点水果，建议多吃香蕉，因为香蕉有润肠的功效，有利于排便。饭后建议喝一杯酸奶，因为酸奶中的乳酸菌非常有利于消化。

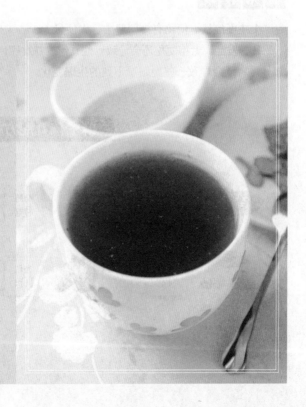

蜂蜜大黄茶

| 所需材料 |

大黄粉5克，蜂蜜25克。

| 制作服法 |

取一个干净的茶杯，倒入备好的大黄粉。注入适量开水，至八九分满。盖上杯盖，泡约10分钟，至其析出有效成分。揭盖，放入适量蜂蜜，拌匀即可。

老人肠燥便秘，
"麻子仁丸"性缓，通便刚刚好

李老太已年过70了，身体还不错，没什么大病，只是偶尔有点感冒，拉肚子，好在体质好恢复得也快。但唯一让李老太苦恼的就是便秘问题，平时汤汤水水没少喝，蔬菜水果也没少吃，可还是大便困难，腹部胀痛。其实有一种中成药就能很好地解决李老太这类老年人肠燥便秘的烦恼，那就是麻子仁丸，麻子仁丸能润肠泄热、行气通便。

病 因　由于老年人各组织器官功能下降，活动量减少，致使液体摄入量不足而易发生便秘；或因身体活动不便，尽量抑制排便，造成大便干结，胃肠功能紊乱，形成肠易激综合征，也可引起便秘。

临床表现

1.**主要症状**。便秘有排便费力、大便量太少、太硬等明显的症状。

2.**并发症**。老年便秘还会导致一些其他的并发症，比如昏厥、心肌梗死、痔疮等。严重者还会导致一些肉眼看不到的生理变化。

麻子仁丸配方

麻子仁 20克	芍药 9克	枳实 9克
厚朴 9克	杏仁 10克	大黄 12克

（**具体功效**）润肠泄热，行气通便。

（**主治范围**）主治因肠胃燥热，脾津不足，气机受阻所致的脾约证，症见肠胃燥热，津液不足，大便秘结，小便频数，脘腹胀痛，口渴口臭，舌红苔薄黄，脉数。

（**用　　法**）每次10丸，每日服3次，渐加量，以软便易排为度。

//

便秘是老年人常见的问题，这是因为随着年纪的逐渐增长，老年人身体机能在不断地下降，所以肠胃的消化吸收能力也在不断地降低，这就更加容易出现便秘。麻子仁丸虽是泻下剂，但其性缓，具有润下的作用，尤其适合老年便秘者。李老太连续服用3天后，便秘的症状果然改善了。

另外，在饮食方面，老年人宜多选用润肠通便的食物，如蜂蜜、芝麻、核桃、酸牛奶等食物，使粪便变软，便于排泄。平常可以喝些粥，例如白芍麻仁土豆粥，可以改善肠蠕动。

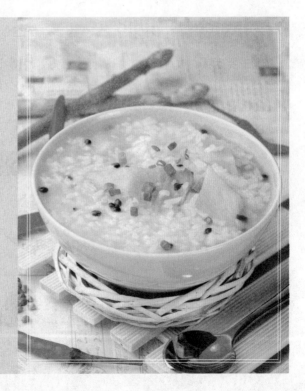

白芍麻仁土豆粥

| 所需材料 |

土豆150克，大米80克，白芍8克，麻仁6克，姜丝、葱花各少许，盐、鸡粉各2克。

| 制作服法 |

砂锅中注入清水烧开。倒入大米、白芍、麻仁、土豆，盖上盖，烧开后小火煮30分钟，揭盖，放入姜丝、盐、鸡粉，拌匀，倒入葱花，拌匀即可。

有便意，力不足，
"黄芪汤"补气助排便

对于巧巧来说每天烦恼的事情之一就是排便。巧巧每天耗在厕所里的时间总让她室友怀疑她是不是在里面睡着了。巧巧每天都有便意感，但排便时常常觉得使不上力，憋半天才能顺利排便，有时排便后觉得身上的力气都被掏空了。巧巧的排便困难主要是由气虚引起的。气虚为肺脾功能受损，肺与大肠相表里，肺气虚则大肠传送无力，所以虽然有便意，却无力排出。黄芪汤能益气润下，使脾肺之气得以内充，则传送有力，大便通畅。

病　因	气虚为肺脾功能受损，肺与大肠相表里，肺气虚则大肠传送无力，虽有便意，临厕须竭力努挣，而大便并不坚硬；肺卫不固，腠理疏松，故挣则汗出短气；脾虚则健运无权，化源不足，故面色青白，神疲气怯；舌淡苔薄，脉虚，便后疲乏，均属气虚之象。

临床表现

1.**主要症状**。虽有便意，临厕努挣乏力，挣则汗出短气，便后疲乏，大便并不干硬，面色青白，神疲气怯。

2.**舌象、脉象**。舌淡嫩，苔薄，脉虚。

黄芪汤配方

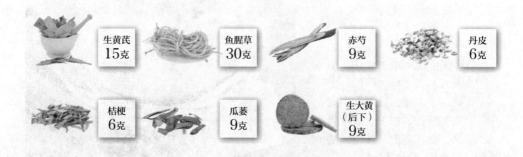

生黄芪 15克　鱼腥草 30克　赤芍 9克　丹皮 6克

桔梗 6克　瓜蒌 9克　生大黄（后下）9克

（**具体功效**）益气润下。

（**主治范围**）主治肺脓肿，气虚便秘亦可用。

（**用　　法**）水煎服。每日1剂，连服7日。

//

气虚型便秘多为肺脾功能受损造成的，可用黄芪汤补气帮助排便。巧巧每日1剂黄芪汤，连服7日后，体内渐渐元气十足，排便不再困难，排便时间也缩短了不少，再也不用为便秘苦恼了。

另外在平常可适当增加运动，选择一些能够刺激肠胃蠕动并增加腹壁肌肉及排便肌肉的收缩力量的运动。

也可多吃一些纤维素含量高的蔬菜，如萝卜、芹菜、大头菜、韭菜、菠菜、白木耳、蒜苗、黄豆芽等，促进肠道蠕动。偶尔喝喝黄芪决明子茶对便秘也有缓解之效。

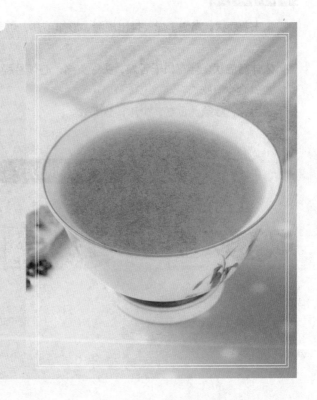

黄芪决明子茶

| 所需材料 |

决明子15克，黄芪20克，白术15克，防己6克。

| 制作服法 |

砂锅中注入适量清水烧开。倒入备好的药材，搅拌均匀。盖上盖，用小火煮20分钟，至药材析出有效成分。揭开盖，搅拌片刻。关火后将煮好的药茶滤入杯中，待稍微放凉即可饮用。

肠中水不足，
用"增液汤"补补

　　阿海几个月前生了一场大病，当时他又吐又泻，那段时间整个人像虚脱了一样，病好后人也瘦了一圈。后来阿海发现他大便越来越干燥，排便时有种涩滞感。他不想再输液治疗了，径直到了中医院进行中医治疗。阿海之所以大便变干燥了，是由于之前的疾病吐泻过度，体液大量流失导致肠道津液不足，失去对粪便后的濡润滑利，形成津液不足便秘证。

病 因	津液不足便秘证多由燥热之邪灼伤津液；或大汗、失血、吐泻、多尿，或过用燥热之剂，耗伤阴液所致。

临床表现

　　1.主要症状。粪便干燥、排出涩滞、形如羊粪、色多褐黑、味臭量少，3～5日排便1次。

　　2.伴随症状。伴有口干舌燥，头昏头痛，心烦易躁，五心烦热，心悸失眠，消瘦贫血，食少腹胀。

　　3.舌象、脉象。舌红、少津，脉细数。

增液汤配方

 玄参
30克

 麦冬
（连心）
24克

 细生地
24克

（**具体功效**）增液润燥。

（**主治范围**）主治阳明温病，津亏便秘证。大便秘结，口渴，舌干红，脉细数或沉而无力者。

（**用　　法**）水煎服，每日1剂。

//

　　增液汤中玄参养阴生津，启肾水以滋肠燥；麦冬增液润燥；细生地养阴润燥。三药合用，养阴增液，使肠燥得润，大便自下。阿海每日1剂增液汤，连服5剂后，大便不再干燥，排便通畅不少。

　　日常生活要多注意清淡饮食，少吃麻辣、烧烤、粗硬、油炸的食品。体液流失过多者，要注意及时补充体液，避免造成肠道津液不足，导致便秘。

　　也可以用食疗的方法缓解津液不足便秘证，玄参增液饮缓解便秘的效果就很不错。

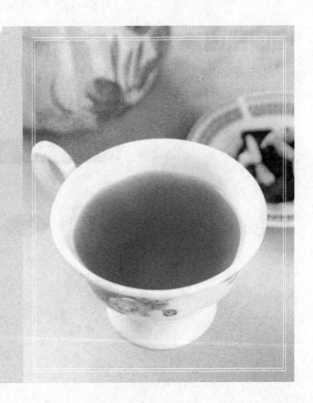

玄参增液饮

| 所需材料 |

玄参2克，麦冬2克，生地3克，蜂蜜少许。

| 制作服法 |

砂锅中注入适量清水，用大火烧热。倒入备好的玄参、麦冬、生地。盖上锅盖，用大火煮20分钟至其析出有效成分。关火后揭开盖，将药材捞干净。将药汁盛入杯中。加入少许蜂蜜，搅匀即可。

痔疮引起便血，
用"槐花散"凉血止血

　　小江大学毕业后考上了家乡的公务员，每天过着朝九晚五的生活，但她却很少活动，回到家也是一直坐在电脑前。她还特别喜欢吃辣。她每次上厕所都会捧着手机在里面蹲好久，时间长了，她发现感觉肛门周围有轻微的胀痛，肛门处好像有东西突出来，大便时还出血。她不由得想起了电视里常播的那些肛肠外科医院的广告，她担心西医治疗需要动手术，花费大，便选择了中医治疗。槐花散具有凉血止血、清肠疏风的功效，能治疗大便出血、痔疮出血。1剂药后，小江肛门胀痛有所减轻，于是继续服用，一个疗程之后，小江的难言之隐竟解决了。

病 因	小江患的是风伤肠络型痔疮。是由于风热下迫，灼伤肠络，或热积肠道，耗伤津液，以致便结，擦伤痔核血络，热迫血妄行所致的痔疮。

临床表现

1.**主要症状**。便血色鲜红，滴血或射血，或有肛门瘙痒，口燥咽干。

2.**舌象、脉象**。舌质红，苔薄白或薄黄，脉浮数。

槐花散配方

 槐花（炒）12克 　 侧柏叶12克 　 荆芥穗6克 　 枳壳6克

（**具体功效**）凉血止血，清肠疏风。

（**主治范围**）主治肠风脏毒下血。症见大便出血，以及痔疮出血，血色鲜红或晦暗。

（**用　法**）上为细末，用清米饮调下6克，空腹食前服。

//

　　痔疮患者肛门需要保持清洁，不洁者容易引发局部发炎、水肿，导致病情加重，增加患者痛苦。应注意便后不要用过于粗糙的卫生纸揩拭肛门，要勤洗肛门，可用温盐水清洗肛门，能改善局部血液循环，保持肛门周围的卫生。

　　久坐的人应每1～2小时后，起身适当走动10～15分钟。平时可选择跑步、太极、健身操等锻炼身体。每次排便的时间应有所控制，最好能在10分钟之内解决。要多吃水果、蔬菜等含膳食纤维的食品，多喝水；忌食辛辣、肥腻、煎炒、熏烤之品及发物。

　　日常可以煮些槐花山楂茯苓茶喝，此茶有凉血止血的作用。

槐花山楂茯苓茶

| 所需材料 |

山楂35克，茯苓20克，槐花少许。

| 制作服法 |

砂锅中注入适量清水，用大火烧开，放入山楂、茯苓，大火烧开后用小火煮约20分钟。捞出山楂和茯苓，用中火保温。取一茶杯，放入槐花。盛入药汁，至八九分满。盖上杯盖，泡约3分钟即成。

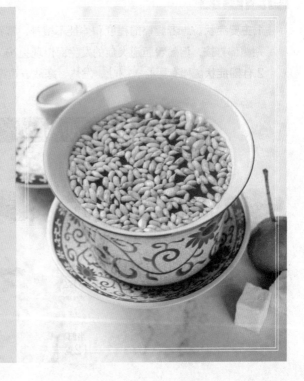

孩子苦受蛔虫折磨，"乌梅丸"安蛔定痛

丹丹是一个可爱的小姑娘，今年秋天她就要上小学了。丹丹平时很喜欢吃油炸和甜食，可是每次一吃这些食物，她就会出现上腹部疼痛。两天前，丹丹吃了一块奶油蛋糕后约二十分钟突发右上腹部剧烈疼痛，家人立即将她送往医院。丹丹疼痛发作剧烈时手脚冰冷，全身出冷汗，舌质淡，苔黄薄润，诊断为"蛔厥"（胆道蛔虫病）。医生采用温脏安蛔的方法，给丹丹服用乌梅丸。服药后第二天丹丹的腹部疼痛已缓解，仍继续服药两天。第三天上午，丹丹大便解出死虫一条，疼痛完全缓解。

病因 蛔虫成虫寄生于小肠中下段，当人体全身及消化道功能紊乱，如高热、腹泻、饥饿、胃酸度降低、饮食不节、驱虫不当、手术刺激等，均可激惹虫体异常活动，上窜胆道。

临床表现

1.**主要症状**。患者腹痛的程度和体征不相符，常常腹痛剧烈，但体征轻微。发病初期腹部喜按，但随着胆道炎症的发生而出现拒按。

2.**伴随症状**。伴有恶心、呕吐、发热、寒战、黄疸等症状。

乌梅丸配方

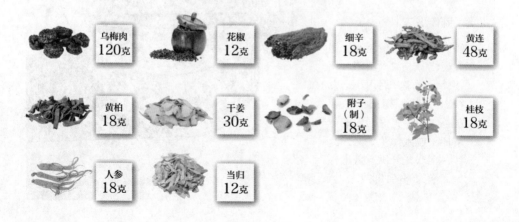

乌梅肉 120克　花椒 12克　细辛 18克　黄连 48克

黄柏 18克　干姜 30克　附子（制） 18克　桂枝 18克

人参 18克　当归 12克

（**具体功效**）缓肝调中，清上温下。

（**主治范围**）用于蛔厥，久痢，厥阴头痛，症见腹痛下痢、巅顶头痛、时发时止、躁烦呕吐、手足厥冷。

（**用　法**）口服。水丸一次3克，一日2~3次；大蜜丸一次2丸，一日2~3次。

//

　　孩子喜欢乱吃东西，故而很容易患胆道蛔虫病。乌梅丸是治疗胆道蛔虫病的良药，丹丹连服3天后，蛔虫便排出体外，效果的确不错。

　　肠道有蛔虫的患者，在进行驱虫治疗时，用药剂量要足，以彻底杀死蛔虫，否则蛔虫因轻度中毒而运动活跃，到处乱窜，极有可能钻入胆道而发生胆道蛔虫症。要养成良好的卫生习惯，饭前便后洗手，生吃的瓜果要洗净，最好用沸水冲烫一遍再食用。

　　平常可以煮些乌梅甘草姜汤喝，可以有效防治胆道蛔虫病。

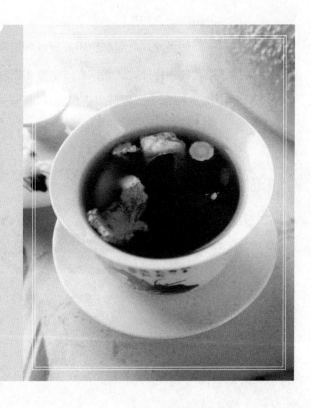

乌梅甘草姜汤

| 所需材料 |

甘草8克，乌梅8克，干姜5克。

| 制作服法 |

取一个杯子，倒入备好的乌梅。再放入干姜、甘草。倒入适量开水。盖上杯盖，泡半小时。揭开杯盖，即可饮用。

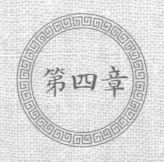

第四章

肝胆病症的对症药方

肝胆疾病，是常见多发慢性疾病，包括肝硬化、脂肪肝、胆结石等。

许多肝胆疾病在初期都不容易被发觉，等到定期体检才能发现。

如果发现肝胆脏腑不舒服，一定要及时就医。

除了用药物治疗外，调整饮食对治疗和恢复有非常重要的作用。

因此，一起来了解肝胆疾病的对症药方，以便不时之需。

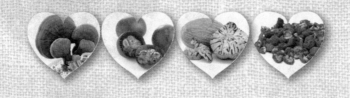

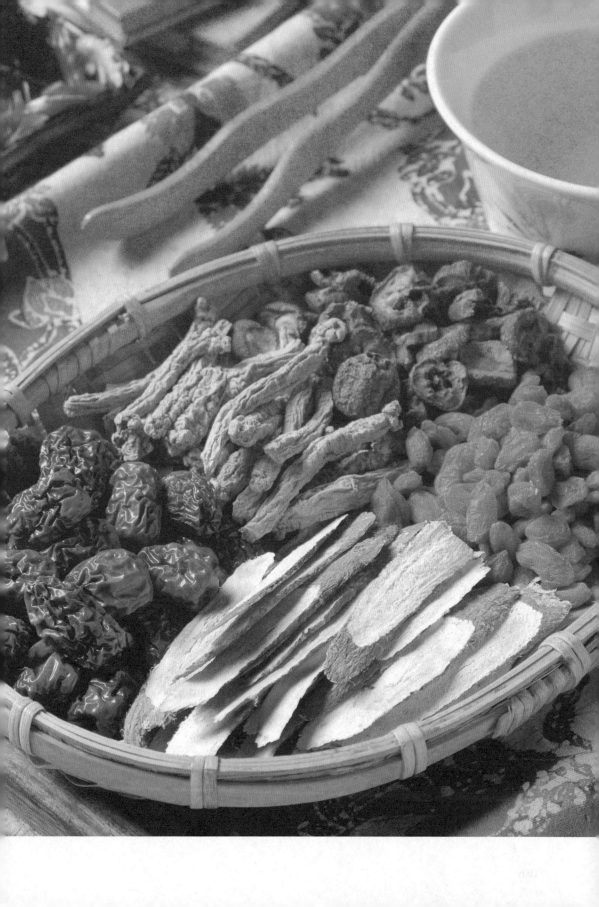

"柴胡疏肝散"
可治肝气郁结证

　　老石家的孩子眼看着就大学毕业了，工作也找好了，就在离家不远的一个单位。在旁人看来有些羡慕，可邻居们看老石却常叹气，时常闷闷不乐的。原来老石经常叹气不是因为有忧愁的事，她自己也不知道怎么回事，好端端地就不高兴了，容易发火，一点小事就生气。邻居就建议她去找中医大夫，兴许也没什么病，调理调理就好了。老石告诉医生，她除了老爱发脾气，还觉得胸闷，腹部胀满。医生把过她的脉后发现，她的脉弦。根据老石的症状判断她属于肝气郁滞证，需要疏肝解郁，柴胡疏肝散就可以有效改善肝郁的症状。

病　因	中医认为，肝失疏泄，气机郁结，则情志抑郁；久郁不解，失其柔顺舒畅之性，故急躁易怒。

临床表现

1.**主要症状。**胸胁或少腹胀满窜痛，情志抑郁或易怒、喜欢叹息。
2.**其他症状。**或见咽部异物感，或颈部瘿瘤，或胁下肿块。
3.**妇科症状。**妇女可见乳房胀痛，月经不调，痛经。
4.**舌象、脉象。**舌苔薄白，脉弦。

柴胡疏肝散配方

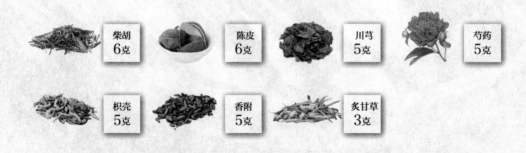

柴胡 6克　陈皮 6克　川芎 5克　芍药 5克
枳壳 5克　香附 5克　炙甘草 3克

（**具体功效**）疏肝解郁，行气止痛。

（**主治范围**）主治肝气郁滞证。症见两胁肋疼痛，胸闷，常常叹息，情志抑郁不乐，或者急躁易怒，或嗳气，脘腹胀满，脉弦。

（**用　法**）水煎服，每日1剂，食前服。

//

由于肝喜疏恶郁，故生气发怒易导致肝脏气血淤滞不畅而成疾。肝气郁结者首先要学会制怒，尽力做到心平气和、乐观开朗，使肝火熄灭，肝气正常生发、顺调。

肝气郁结者饮食要注意营养均衡，多食用新鲜蔬菜水果，尽量少食用油炸食品，禁烟禁酒，保持正常体重，保证睡眠时间，注意劳逸结合，心情平和。含有丰富的多种维生素、矿物质成分的药品，如蜂胶、螺旋藻、鲜王浆、虫草制剂等，对改善肝脏营养、提高免疫功能也有帮助。

另外，用食疗的方法也可以缓解肝气郁结证。

柴胡白术炖乌龟

| 所需材料 |

乌龟500克，白术、桃仁、柴胡、白花蛇舌草各5克，姜片、葱段各少许，料酒5毫升。

| 制作服法 |

把所有药材放入药包里。将药包系好。锅中注入清水，放入药包，倒入乌龟。放入姜片、葱段、料酒，盐，用大火煮开后转小火炖2小时至食材熟透。

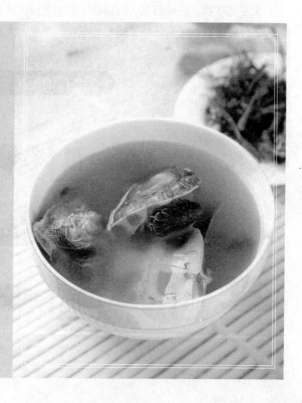

"排石汤"通淋排石，治疗胆结石效果好

不久前，梁女士就遭受了一场胆结石病发的痛苦。梁女士当时出现了上腹疼痛，并伴有恶心、呕吐症状，起初她以为只是吃坏了肚子，自己买了些消炎药及胃药服用，但并不奏效，疼痛反而更明显了。梁女士检查后得知是患了胆结石，随后她接受中医治疗，以排石汤清热排石，服药一周后，检查显示梁女士体内的结石已排净。

病因 胆结石属中医"协痛""黄疸"等范畴，病因由于感受外邪、七情内郁、恣食肥甘厚腻导致肝胆郁结或中焦湿热，肝胆疏泄失常，致胆气郁结久熬成石。

临床表现

1. **主要症状**。胆结石发病的症状表现为上腹疼痛并放射到肩和背部。
2. **伴随症状**。可有低热、恶心、呕吐、寒战、大汗淋漓甚至伴有黄疸。

排石汤配方

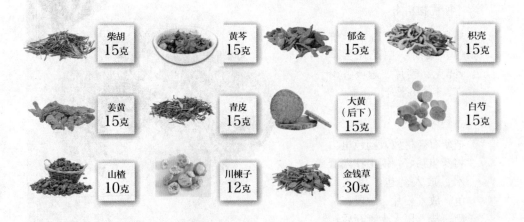

柴胡 15克	黄芩 15克	郁金 15克	枳壳 15克
姜黄 15克	青皮 15克	大黄（后下）15克	白芍 15克
山楂 10克	川楝子 12克	金钱草 30克	

（**具体功效**）清热利湿，通淋排石。

（**主治范围**）主治肝胆管结石、胆总管结石、胆囊结石、胆道术后残余结石、胆道泥沙样结石等。

（**用　　法**）水煎服。

///

　　随着生活方式的转变，结石病患者的人数是越来越多，胆结石是一种常见的结石病，排石汤对胆结石有很好的治疗作用，梁女士服用了7天的排石汤后，去医院检查显示体内结石已排净。

　　除了要积极的治疗外，胆结石患者还要做好日常的预防。可多吃些能促进胆分泌和松弛胆道括约肌、有汁胆作用的食物，如山楂、乌梅、玉米须等。忌食高脂肪、高胆固醇食物，如动物内脏、蛋黄、松花蛋、肥肉、猪油、油炸食品等。避免食用易胀气食物，如土豆、韭菜、黄豆、大蒜、汽水饮料及咖啡等。平常煮些柠檬薏米水饮用对疾病也有治疗功效。

柠檬薏米水

| 所需材料 |

水发薏米100克，柠檬片3片。

| 制作服法 |

砂锅中注入适量清水，大火烧开。倒入洗净的薏米，盖上盖，烧开后用小火煮约45分钟，揭盖，搅拌几下，关火后盛出煮好的薏米水。装在茶杯中，再放入柠檬片，浸泡一会儿即成。

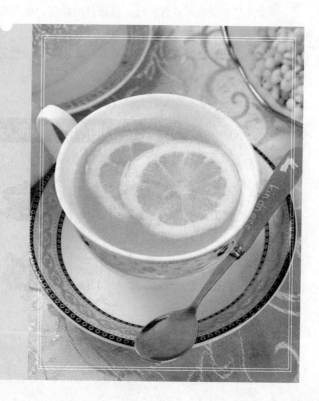

面色发黄，腹大如鼓，
"养肝健脾运水汤"祛除肝硬化腹水

　　莫先生去年查出肝硬化，住院治疗一段时间后病情有所好转，后来病情却出现反复。今年莫先生病情稍稳定，但他仍面色发黄，腹大如鼓。他托人寻来治疗肝硬化的偏方——养肝健脾运水汤，由方名可知，此方可养肝调中，健脾运化水湿，从而消除腹胀、腹水。3剂药后莫先生的腹胀有所改善，面色如常。

| 病 因 | 肝硬化病因主要有酒食不节、情志所伤、感染血吸虫，以及黄疸、积聚迁延日久所致，发病与肝、脾、肾三脏受损密切相关。 |

临床表现

1.**主要症状**。乏力、消瘦、面色晦暗，尿少、下肢水肿、食欲减退、腹胀、胃肠功能紊乱甚至吸收不良综合征，肝源性糖尿病，可出现多尿、多食等症状。

2.**血证**。齿龈出血、鼻衄、紫癜、贫血。

3.**其他症状**。蜘蛛痣、肝掌、皮肤色素沉着、女性月经失调、男性乳房发育、腮腺肿大。

养肝健脾运水汤配方

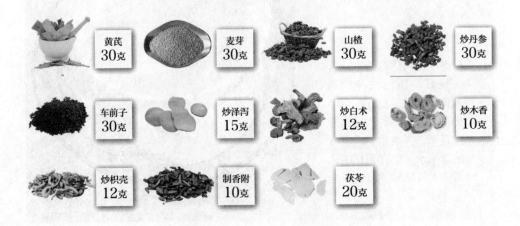

黄芪 30克　　麦芽 30克　　山楂 30克　　炒丹参 30克

车前子 30克　　炒泽泻 15克　　炒白术 12克　　炒木香 10克

炒枳壳 12克　　制香附 10克　　茯苓 20克

具体功效 益气健脾，养肝调中。

主治范围 主治肝硬化、腹水等病症，症见腹大胀满、恶心、呕吐、面黄、口苦等。

用　法 水煎，每日1剂，10天为1疗程。

///

　　肝硬化是一种常见的慢性肝病，一般早期症状不明显，容易被患者忽视而错过治疗。肝硬化的病程一般都很长，长期治疗和护理是十分必要的。虽然莫先生服用了三剂养肝健脾运水汤后疾病有所缓解，但还是要继续用药，每天1剂，10天1疗程。一个疗程过后去医院复查，看是否继续服药。

　　肝硬化患者的饮食需注意，肉类食品必须充分煮烂，必须细嚼慢咽，切勿狼吞虚咽。食物一定要嚼碎、嚼烂，下咽的食物团一定要小。若患者食欲不好、消瘦时可选择银耳、黑木耳、芝麻、大枣等补充能量。忌酒、辣椒及其他刺激性食品。

泽泻蒸马蹄

|所需材料|

马蹄200克，泽泻粉5克。

|制作服法|

取一个碗，倒入备好的马蹄、泽泻粉，搅拌匀。蒸锅上火烧开，放入蒸碗。盖上锅盖，大火蒸30分钟至熟透。揭开锅盖，将马蹄取出即可食用。

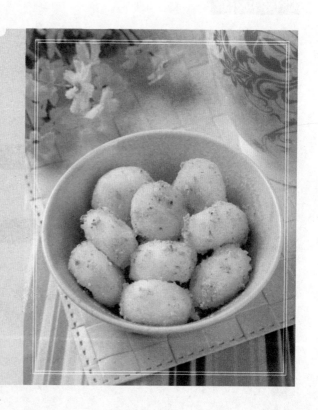

"麻黄连翘赤小豆汤"清热化湿，黄疸初起者适用

麻黄连翘赤小豆汤与茵陈蒿汤和栀子柏皮汤相提并论，同载于《伤寒论》阳明病篇，是张仲景治疗阳明发黄的三个具有代表性的方子，也是治疗黄疸的三个基础方。安女士的黄疸就是用麻黄连翘赤小豆汤治好的。两个月前，安女士出现发热，体温39℃，身体略痒，4天后巩膜出现黄染。安女士随即住院治疗，服用麻黄连翘赤小豆汤一周后，黄疸消退，住院10天后安女士出院了。麻黄连翘赤小豆汤能解表发汗，清热利湿，治疗黄疸阳黄兼表证。

病因 黄疸是由于感受湿热疫毒等外邪，导致湿浊阻滞，脾胃肝胆功能失调，胆液不循常道，随血泛溢引起的。

临床表现

1.**主要症状**。皮肤、巩膜等组织的黄染，瘙痒，黄疸加深时，尿、痰、泪液及汗液也被黄染，唾液一般不变色。
2.**尿液症状**。浓茶样尿，陶土样便。
3.**伴随症状**。伴有腹胀、腹痛、食欲不振、恶心、呕吐、腹泻或便秘等症状。

麻黄连翘赤小豆汤配方

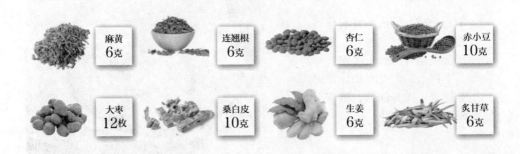

| 麻黄 6克 | 连翘根 6克 | 杏仁 6克 | 赤小豆 10克 |
| 大枣 12枚 | 桑白皮 10克 | 生姜 6克 | 炙甘草 6克 |

具体功效 解表发汗，清热利湿。

主治范围 治阳黄兼表证。发热恶寒，无汗身痒，周身黄染如橘色，脉浮滑。

用　　法 水煎服，每日1剂，分2次温服。

//

　　麻黄连翘赤小豆汤对黄疸有很好的缓解作用，黄疸患者连服一周，黄疸症状有所改善，这时不要断药，需一直服用直至痊愈。除了用药，黄疸患者也要改变一下日常生活习惯。

　　中医认为，人动血分经络，人卧血归肝脾。这可说明肝硬化病人应多休息。卧床休息，能减少肝代谢的需要量，增加肝的血流供应量，有利于肝细胞的营养与再生，促进病情稳定。黄疸患者宜食稀软易消化食物，以谷类、豆类为主食，如大米、小米、玉米、赤豆等，并多食新鲜蔬菜、水果。忌食辣叔、大蒜、肉桂、丁香、茴香、葱、韭、生姜等辛辣之品。

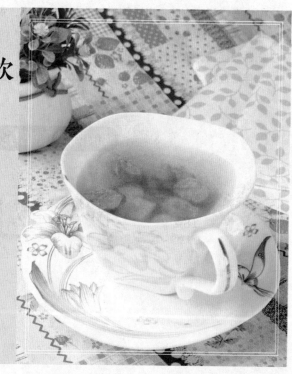

荷叶薏仁赤小豆饮

|所需材料|

赤小豆40克，荷叶20克，薏米70克，茯苓60克，玫瑰花20克，枸杞15克。

|制作服法|

砂锅中注入适量清水烧开，放入荷叶，大火煮5分钟后捞出。将茯苓、薏米、赤小豆放入砂锅中，大火煮5分钟，放入玫瑰花、枸杞，续煮5分钟至入味即可。

黄疸病色迅速遍及周身，热重于湿，可用"茵陈蒿汤"

　　袁先生一周前开始畏寒发热，出现疲乏、食欲不振等症状。他一开始以为是感冒发烧了，就去了他家楼下的诊所开了点药片，但服过药后并没好转。3天后烧退了，可是袁先生的巩膜及皮肤随即出现了黄染，小便深黄，于是他前往医院寻求进一步治疗。医生告知袁先生他这是黄疸，需入院治疗。袁先生在入院后第二天开始服茵陈蒿汤，每日一剂。服药一周后黄疸显著减退，服药第3周末，黄疸已消失。可见茵陈蒿汤治疗黄疸疗效佳，茵陈蒿汤具有清热利湿退黄的功效，能有效治疗湿热型黄疸。

病 因	黄疸是由于感受湿热疫毒等外邪，导致湿浊阻滞，脾胃肝胆功能失调，胆液不循常道，随血泛溢引起的。

临床表现

　　1.主要症状。皮肤、巩膜等组织的黄染，瘙痒，黄疸加深时，尿、痰、泪液及汗液也被黄染，唾液一般不变色。

　　2.尿液症状。浓茶样尿，陶土样便。

　　3.伴随症状。常有腹胀、腹痛、食欲不振、恶心、呕吐、腹泻或便秘等症状。

茵陈蒿汤配方

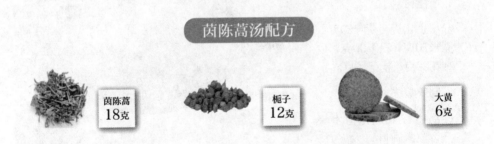

茵陈蒿 18克　　栀子 12克　　大黄 6克

具体功效 清热利湿退黄。

主治范围 治湿热黄疸，一身面目俱黄，色鲜明如橘子，腹微满，口中渴，小便不利，舌苔黄腻，脉沉实或滑数。

用　　法 水煎服，每日1剂，分3次服。

//

　　无论怎样的疾病都得辨证治疗，湿热型黄疸的配方就与上文的黄疸阳黄兼表证不同。湿热型黄疸选用的是茵陈蒿汤。茵陈蒿汤清热利湿，治疗湿热型黄疸功效极佳。平常生活中注意天气冷暖的变换，预防感冒。一天要有足够的时间休息，不能过于劳累，要有足够的睡眠时间。每天要喝适量的水，补充每天应有的水分。

　　湿热型黄疸患者宜吃退黄、优质蛋白类、清热解毒的食物，如茭白、柠檬、牛奶等。忌吃油腻、辛辣刺激的食物，如猪油、辣椒、白酒等。

　　平常也可以多煮些粥或汤食用。

栀子红豆粥

| 所需材料 |

水发薏米90克，水发红豆80克，糙米130克，栀子4克，白糖适量。

| 制作服法 |

砂锅中注入适量清水，用大火烧热。放入栀子、薏米、糙米、红豆，搅匀。盖上锅盖，烧开后转小火煮60分钟。揭开锅盖，加入少许白糖，搅拌片刻至白糖溶化即可。

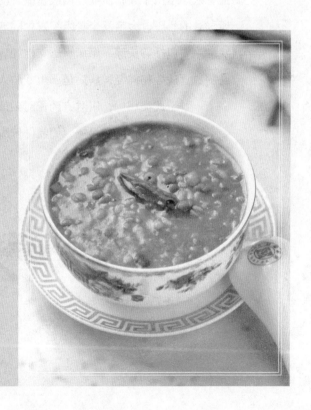

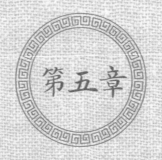

第五章

心脑神经病症的对症药方

心脑血管病症是由于高脂血症、血液黏稠、动脉粥样硬化、高血压等，

所导致的心脏、大脑及全身组织发生的缺血性或出血性疾病。

神经科病症主要包括偏头痛、癫痫、三叉神经痛、坐骨神经病等神经疾病。

心脑血管病症和神经科病症是严重威胁人类的中老年常见病，

对于此类病症，用对方药，时刻都能养生救命！

好学易懂，简易保健康。

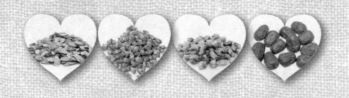

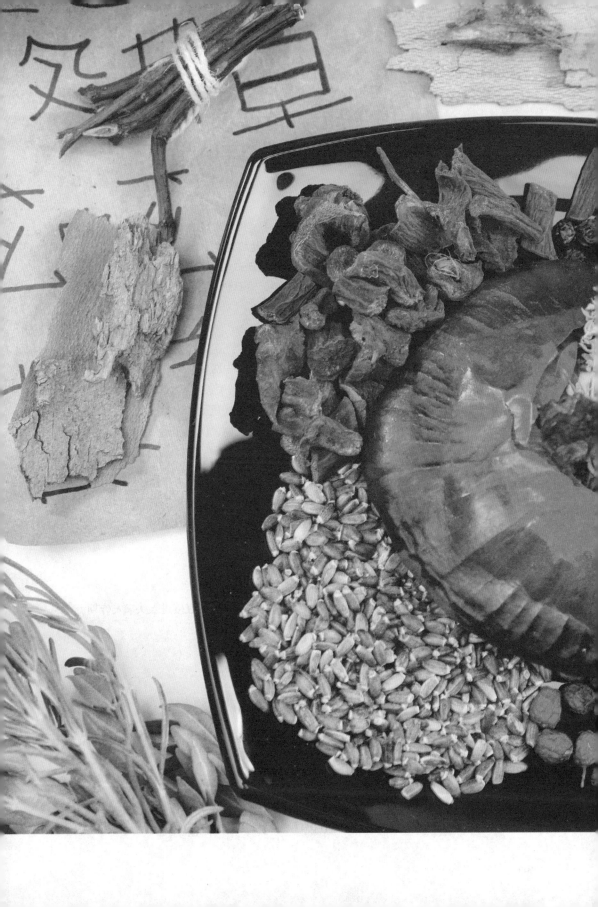

风寒头痛，痛连项背，"川芎茶调散"疏风散寒

周女士上周报了个旅游团，当旅游团进山时，她才发现自己的外套落在酒店了，在后来几个小时的游玩过程中，周女士一直都在起鸡皮疙瘩。旅游回来后，周女士就感冒了，不光鼻塞、流涕、咳嗽，头痛得就像要裂开似的，头痛还连着颈项后背，后背发紧。后来周女士的朋友给她介绍了一位中医师，这位中医师考虑到周女士头痛病史较长，给她开了一个久经验证的调养方：川芎茶调散。

病因　中医认为系由风寒之邪侵袭人体所致。中医学认为风为阳邪，其性开泄，易袭阳位，所谓"伤于风者，上先受之"。这类患者常有明显的感受风寒的病史。风寒头痛多发于吹风受寒之后，大致涉及因感受风寒引起发作的偏头痛、群集性头痛、肌紧张性头痛、头部神经痛。

临床表现

1. **主要症状。**本证起病多较急，以头痛为主要表现，其特点为头痛以前额、太阳穴区为重，常牵连颈项部伴有拘紧感，遇风寒可加重。
2. **伴随症状。**头痛无汗、恶风寒，无热则口不渴。
3. **舌象、脉象。**苔薄白、脉浮紧。
4. **小贴士。**外感风寒引发的头痛，通常没有先兆症状期而直接进入头痛发作期。

川芎茶调散配方

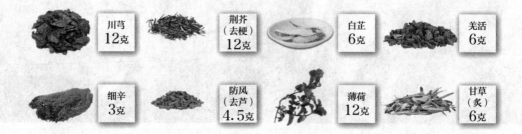

| 川芎 12克 | 荆芥（去梗）12克 | 白芷 6克 | 羌活 6克 |
| 细辛 3克 | 防风（去芦）4.5克 | 薄荷 12克 | 甘草（炙）6克 |

具体功效 疏风止痛。

主治范围 主治风邪头痛。偏正头痛或颠顶作痛，恶寒发热，目眩鼻塞，舌苔薄白，脉浮者。

用　法 上药研为细末，每次6克，每日2次，饭后清茶调服。

///

　　方中的川芎善治少阳、厥阴经头痛（两侧头痛或头顶痛），羌活善治太阳经头痛（后头痛牵连项部），白芷善治阳明经头痛（前额痛），均为君药；细辛、薄荷、荆芥、防风辛散上行，疏散上部风邪，协助上述各药，以增强疏风止痛之效，并能解表，均为臣药；甘草调和诸药，以清茶调下，取茶叶苦寒清上而降下之性，可监制上药过于温燥、升散，使升中有降，均为佐使药。合而成为治风邪头痛的主要方剂。

　　头痛患者应注意避风寒、头部保暖，防止诱发致病。避免摄入引起偏头痛的食物如含高酪胺的巧克力、动物脂肪、牛肉、香肠等。川芎白芷鱼头汤对头痛有补益作用，头痛患者可以经常食用。

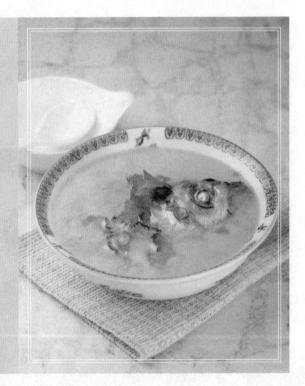

川芎白芷鱼头汤

| 所需材料 |

川芎10克，白芷9克，姜片20克，鱼头350克，盐2克。

| 制作服法 |

用油起锅，放入姜片，炒香，倒入鱼头，煎出焦香味盛出。砂锅中注入适量清水烧开，放入川芎、白芷，用小火煮15分钟，放入鱼头，用小火续煮20分钟，至食材熟透，放入少许盐即可。

顽固贫血，头痛而晕，"八珍汤"气血双补

　　小玲从小就有贫血，平时面色总是苍白，时而会出现头晕眼花，常常头痛，而且每次劳累过后头痛就会加重。上个月她报名参加了边远山区的公益活动，虽然活动中也有不少男生，但小玲和其他女生一样，也是不拒绝重活累活，希望能用自己的力量为公益事业多做点贡献。在山区时，小玲头痛就发作了，但她还是咬牙坚持到最后。从山区回来后，小玲的头痛并没有减轻，意识到问题有些严重，赶紧前来就诊。根据小玲此前的症状判断，她这是气血俱虚引起的头痛，宜补益气血，八珍汤正适合她这种情况。果不其然，连服7天汤药后，小玲的头痛消失了。

病因　中医没有单一的定义贫血，而是将其列入"血虚"的范畴，将气与血紧密地联系起来，强调血虚是由于气虚所致，而血虚又反过来加重了气虚，导致气血两虚证。

临床表现

1.**主要症状**。面色无华或萎黄、指甲色淡、头晕目眩、心悸失眠、疲劳乏力、手足发麻、女子月经量少或愆期而至。
2.**舌象、脉象**。舌质淡，脉象沉细无力。

八珍汤配方

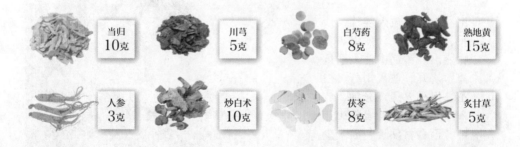

当归 10克　　川芎 5克　　白芍药 8克　　熟地黄 15克

人参 3克　　炒白术 10克　　茯苓 8克　　炙甘草 5克

具体功效 补益气血。

主治范围 适用于平时面色苍白或萎黄，头晕眼花，四肢倦怠，气短懒言，心悸怔忡，食欲减退，月经不调者。

用　　法 加生姜3片，大枣5枚，水煎服，1天1剂，连服7天。

//

八珍汤有补益气血的作用，对气血俱虚引起的头痛有很好的缓解作用，小玲连服7天汤药后，头痛症状虽消失了，但平常还得注意改善生活习惯。

气血俱虚的患者可以每天用热水泡脚，有祛寒与促进血液循环的作用，可以加点艾叶或是生姜水泡脚。艾叶去虚火效果很好，但不可多用，一周两次，一次一小把就够了。生姜有活血去瘀的功效，可提高热水泡脚时祛寒与促进血液循环的功效。

另外，头痛患者不要自行盲目服用止痛药，应及时就医诊治，以免耽误病情。保持室内空气流通，清新的空气以及一些自己喜欢的香味有助于缓解头痛。

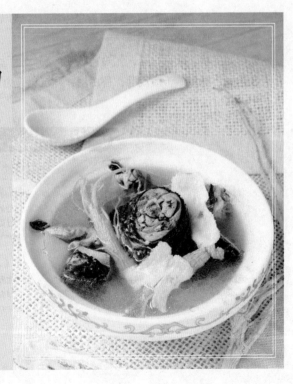

人参淮山当归乌鸡汤

|所需材料|

乌鸡块350克，人参25克，淮山、当归各少许，姜片8克。

|制作服法|

砂锅中注入适量清水烧热，倒入乌鸡块，放入淮山、人参、当归，撒上姜片，拌匀。盖上盖，烧开后转小火煮约150分钟，至食材熟透。揭盖，搅拌一会儿即可关火。

"真武汤"
专治水肿、心悸

丁女士最近遇到了一件烦心事，经常觉得心慌心悸，有时候胸前突然感到阵阵闷痛，早上起床时面部还有些浮肿。每次拖地的时候胸闷的感觉更强烈，还有点透不过气来，要深呼吸好几下才会舒服点。后来，丁女士去医院做了24小时的动态心电图检查，结果显示没有太大的异常，只是有阵发性心律失常，也就是偶尔出现心脏跳动不规则。经过医生诊治，发现丁女士舌淡胖苔白滑，脉沉细，综合丁女士的情况，她属于阳虚水泛证。真武汤可温阳利水，减轻阳虚水泛引起的水肿、心悸等症状。

病 因 阳虚水泛证多由久病损伤肾阳，或素体阳气虚弱，气化无权，水湿泛滥所致。

临床表现

1.**主要症状**。腰膝酸软，耳鸣，身体浮肿，腰以下尤甚，按之没指，小便短少，畏冷肢凉，腹部胀满。

2.**伴随症状**。或见心悸，气短，咳喘痰鸣。

3.**舌象、脉象**。舌质淡胖，苔白滑，脉沉迟无力。

真武汤配方

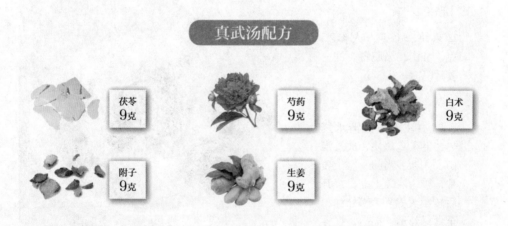

茯苓 9克

芍药 9克

白术 9克

附子 9克

生姜 9克

（**具体功效**）温阳利水。

（**主治范围**）阳虚水泛证。畏寒肢厥，小便不利，心下悸动不宁，头目眩晕，身体筋肉瞤动，站立不稳，四肢沉重疼痛，浮肿，腰以下为甚；或腹痛，泄泻；或咳喘呕逆。舌质淡胖，边有齿痕，舌苔白滑，脉沉细。

（**用　法**）水煎服，每日1剂，分3次服。

真武汤对水肿有很好的效果，丁女士喝了两天的真武汤，身上的水肿已消去十之八九，偶尔的心律不齐也很少发生了。

为了避免病症反复发作，患者要注意休息，避免久站久坐，在家或办公时，每隔一段时间起身走动，常运动，勤作疏松肌肉动作，预防及消除腿部肿胀。要避免劳累，保持心情愉快，精神乐观，情绪稳定，避免惊恐及忧思恼怒等不良刺激。进食营养丰富而易消化吸收的食物，忌过饱、过饥，戒烟酒、浓茶，宜低脂低盐饮食。

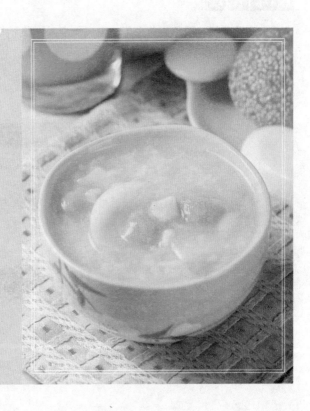

桂圆百合茯苓粥

| 所需材料 |

大米100克，桂圆肉、鲜百合、茯苓各少许。

| 制作服法 |

大米加水用大火煮沸，放入桂圆肉、茯苓，转小火煮约30分钟至大米熟软，倒入百合，转大火后略煮片刻即可。

"归脾汤"调补气血，治头晕、心悸、失眠

　　万女士33岁，是一家公司的中层。她生完孩子后时常会心悸，头晕，晚上总睡不好，夜里醒来后就很难再入睡，月经也变得不规律了，时而提前，时而推迟。朋友说万女士这是产后气血不足，让她找个中医大夫好好调理。万女士半信半疑地来到中医院，大夫诊察后，说万女士面色苍白，舌淡白，脉濡缓，这是心脾两虚，气血不足，当用归脾汤健脾养心、益气补血。5剂药后万女士心悸、失眠症状改善，面色也不那么苍白了，万女士欣喜地继续服用药物，直到恢复如常。

病因　　气可以推动血液运行，血可以运载气，气血相互滋生，气虚则血少、血少则气虚。久病伤气耗血，而致气血双亏。

临床表现

1.**主要症状**。面色萎黄少华，少气懒言，倦怠乏力，头晕目眩，心悸少寐，食少纳呆。

2.**舌象、脉象**。舌质淡白，脉濡细。

归脾汤配方

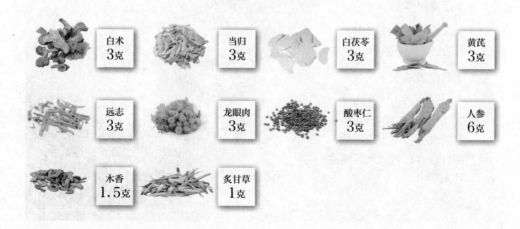

白术 3克　　当归 3克　　白茯苓 3克　　黄芪 3克

远志 3克　　龙眼肉 3克　　酸枣仁 3克　　人参 6克

木香 1.5克　　炙甘草 1克

（**具体功效**）益气补血，健脾养心。

（**主治范围**）适用于平时心悸，健忘，失眠，盗汗，体倦食少，面色萎黄，便血或妇女崩漏，月经超前，量多色淡，或淋漓不止者。

（**用　法**）加生姜、大枣水煎服，1天1剂，连服7天。

//

　　归脾汤益气补血、健脾养心，对心脾两虚、气血不足的患者有补益作用，虽说万女士食用归脾汤医好了失眠症，但是还得改善生活不良习惯，否则还会复发。

　　失眠患者生活中要保持规律的作息，保证充足的睡眠时间。宜多吃富含优质蛋白质、微量元素（铁、铜等）、叶酸和维生素B_{12}的营养食物，如红枣、莲子、龙眼肉、核桃、猪肝、猪血、乌鸡、菠菜、胡萝卜、黑木耳、黑芝麻、虾仁、红糖等。长时间坐在电脑前工作的职业女性，应该特别注意眼睛的休息和保养，防止因为过度用眼而耗伤身体的气血。

　　桂圆红枣补血糖水有宁心安神的功效，睡前喝一杯可以提高睡眠质量。

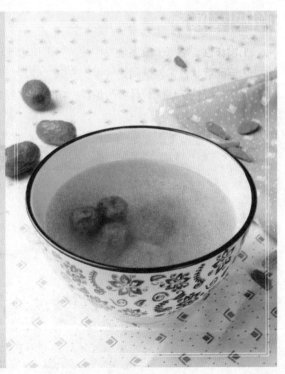

桂圆红枣补血糖水

| 所需材料 |

桂圆肉15克，枸杞9克，红枣、蜜枣各3枚，冰糖适量。

| 制作服法 |

锅中注入适量的清水，倒入桂圆肉、枸杞、红枣、蜜枣。盖上锅盖，大火煮开转小火煮40分钟。揭开锅盖，加入适量冰糖，搅匀调味。盖上锅盖，继续煲煮10分钟即可。

心悸不宁，胆小易受惊，用"安神定志丸"来定惊安神

小莹从小就胆小，从不敢看惊悚恐怖的小说电影电视剧，也不敢一个人走夜路。几天前她目睹了一场车祸，现场很多人在围观拍照，她看到地上的鲜血，听到受伤者的呻吟声，吓得赶紧走掉了。当晚她就梦到了恐怖的场景，直接从梦中惊醒了，身上都是汗，醒来后她再也没睡着。后来几天她总也睡不安稳，脑子里总回想起车祸的场面，一躺下就能感觉到心脏扑通扑通在跳动，频率还很快，有点喘不过气来。小莹把这些天的经历告诉她的一个医生好友，好友安抚小莹并搬过来同她住了一段时间，还给小莹开了一些镇静安神的药，其中有一味安神定志丸，能养心安神，对治疗惊恐不安、睡卧不宁疗效不错。小莹服用药物后心悸的症状改善了许多，并且在好友的陪伴与鼓舞下，小莹渐渐忘却了那次经历，变得不再像以前那么胆小了。

病 因 平素心虚胆怯，突遇惊恐，使心神动摇，不能自主而心悸。

临床表现

1.**发作性**。临床一般多呈发作性，多因情志波动或劳累过度而发作。

2.**伴随症状**。常伴胸闷、气短、失眠、健忘、眩晕、耳鸣等症。

3.**可持续性**。病情较轻者为惊悸，病情较重者为怔忡，可呈持续性。

安神定志丸配方

茯苓 30克	茯神 30克	人参 30克
石菖蒲 15克	龙齿 15克	远志 30克

（**具体功效**）养心安神。

（**主治范围**）治惊恐不安，睡卧不宁，梦中惊跳怵惕。

（**用　法**）每服6克，开水送下。

//

安神定志丸有养心安神的作用，惊恐不安、睡卧不宁的人每日服用一次，可以缓解症状。等症状完全消除后可以停止服药。

心悸病人平素要注意气候的变化，避免，风、寒、湿、热等外邪侵袭。心悸多因情志刺激和受惊恐而诱发，故心悸病人精神调摄是十分必要的。生活作息要有规律，少熬夜，不要过度劳累，适当做些轻松的家务活。饮食要有节制，少吃高油、高盐、高脂类食物。少喝浓茶、咖啡等影响睡眠的饮料。

日常生活中也可以熬制一些安神汤饮用，例如人参茯神枣仁汤，每天喝一杯，有助于帮助睡眠，安定神志。

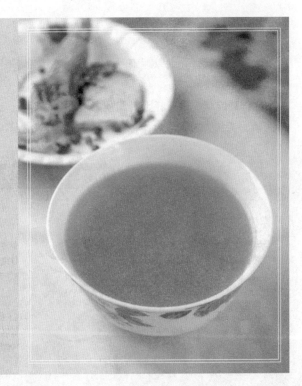

人参茯神枣仁汤

| 所需材料 |

人参50克，茯神10克，酸枣仁17克，白糖少许。

| 制作服法 |

砂锅中注入适量清水烧热，倒入人参、茯神、酸枣仁。盖上盖，烧开后用小火煮约30分钟，至药材析出有效成分。揭盖，加入少许白糖，搅拌匀，用中火煮至溶化即成。

"黄连阿胶汤"滋阴清火，
赶走心烦失眠

　　小田患失眠已有3年了，西医按神经衰弱治疗，曾服多种镇静安眠药物，疗效不佳。小田说她一到晚上就心烦，在床上辗转反侧，怎么也睡不着。小田向来喜欢在深夜工作，疲劳不堪之时，她为了提神醒脑，常饮用浓厚的咖啡，习惯成自然，导致一到晚上就精神兴奋不能入睡，白天则头目昏沉，萎靡不振。诊察小田时，她舌红无苔，脉弦细而数，为心肾不交之象，治之以黄连阿胶汤养阴泻火，益肾宁心。服用3剂药后，小田便能安然入睡了，继续服用3剂后，困扰小田的失眠问题彻底解决了。

病因	失眠的病因较多，以情志、饮食或气血亏虚等内伤病因为主，由这些病因引起心、肝、胆、脾、胃、肾的气血失和，阴阳失调，其基本病机以心血虚、胆虚、脾虚、肾阴亏虚进而导致心失所养及由心火偏亢、肝郁、痰热、胃失和降进而导致心神不安两方面为主。

临床表现

1.主要症状。失眠以睡眠时间不足，睡眠深度不够及不能消除疲劳、恢复体力与精力为主要证候特征。

2.伴随症状。由于睡眠时间及深度质量的不够，致使醒后不能消除疲劳，表现为头晕、头痛、神疲乏力、心悸、健忘，甚至心神不宁等。

黄连阿胶汤配方

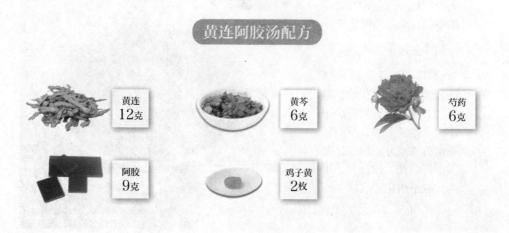

黄连 12克　黄芩 6克　芍药 6克
阿胶 9克　鸡子黄 2枚

（**具体功效**）养阴泻火，益肾宁心。

（**主治范围**）治少阴病，得之二三日以上，心中烦，不得卧。

（**用　　法**）水煎，每次温服200毫升，1日3次。

睡前不要喝咖啡、浓茶或吸烟，可以喝牛奶、淡绿茶等助眠的东西。研究表明，睡前饮一杯加糖的热牛奶，能增加人体胰岛素的分泌，增加氨酸进入脑细胞，促使人脑分泌睡眠的血清素；同时牛奶中含有微量吗啡样式物质，具有镇定安神作用，从而促使人体安稳入睡。

睡前还可以用微烫的热水泡泡脚，至额头有些小虚汗为佳。半个小时后仍难以入睡者，可以起床看看书，看电视，或者做其他事情，等有困意了再睡。

另外，经常食用薏米、玉米、小米、红枣、阿胶、黄连等补气血的东西做的粥或者糖水可以补气养血、益肾宁心。

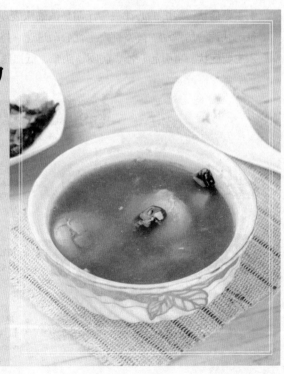

黄连阿胶鸡蛋黄汤

| 所需材料 |

黄连10克，阿胶9克，黄芩3克，白芍3克，鸡蛋2个，白糖15克。

| 制作服法 |

砂锅中注入适量清水烧开，放入黄连、黄芩、白芍，用小火煮20分钟，把药材捞出。放入阿胶，倒入蛋黄，用小火煮10分钟，至其熟透，放入白糖，拌至白糖溶化即可。

心脏跳动不规律，
试试"炙甘草汤"

老杨五十出头，近来他总觉得心脏跳动得跟平常不一样，时快时慢，偶尔还会出现停跳现象，好在只是短暂性的。老杨担心自己心脏出了什么毛病，就到医院做个全面体检，心电图显示老杨是心律不齐。老杨对医生说，他有时会咳吐少量涎沫，晚上睡觉不踏实，醒来时发现后背和枕巾都被汗湿了。老杨舌淡苔白，脉结。医生随即给他开了炙甘草汤，以益气滋阴来缓解老杨的心律不齐。老杨服用几剂药后感觉舒服多了，早上又能开开心心哼着小曲晨练去了。

病因 病因有外感六淫、内伤七情、饮食不节、吸烟过度、多嗜烈酒，或某些药物中毒等。以上诸因可导致心脏受损或功能失调，引起心律失常。

临床表现

1.**主要症状**。轻度的心律失常无明显的临床表现；较严重的心律失常，如病窦综合征、快速心房颤动、阵发性室上性心动过速、持续性室性心动过速。
2.**主要症状**。可引起心悸、胸闷、头晕、低血压、出汗，严重者可出现晕厥。

炙甘草汤配方

炙甘草 12克

生姜 9克

桂枝 9克

生地黄 50克

阿胶 6克

麦冬 10克

大枣 10枚

麻仁 10克

人参 6克

具体功效 益气滋阴，通阳复脉。

主治范围 适用于心律不齐，心悸，体虚少气或咳吐涎沫，量少，虚烦不眠，自汗，盗汗，咽干舌燥，大便干结者。

用　法 加清酒水煎服，阿胶烊化，冲服，1天1剂，连服7天。

///

　　心律不齐可分为良性及恶性两种，所谓良性就是该心律不齐发作时，也许会令人不舒服，但不会造成生命危险。恶性的心律不齐发生时，会严重影响心脏血液输出量，造成晕厥甚至死亡，一旦证实有此情况，一定要去医院检查治疗。一旦证实有心律不齐后，需了解是否有潜伏的心脏病，或其他疾病，以便一并治疗。

　　心律不齐患者要定期复查心电图、电解质、肝功能、肾功能等，用药后应定期复诊及观察用药效果和调整用药剂量。心律不齐患者要戒烟、酒、咖啡及槟榔，不要生气，要保持乐观、平和的心态。平常可以多喝一些宁心安神、益气滋阴的汤水。

甘草大枣茶

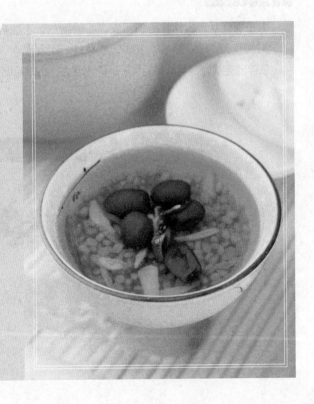

｜所需材料｜

水发小麦75克，甘草、红枣各少许，白糖3克。

｜制作服法｜

砂锅中注入适量清水烧热。倒入红枣、甘草。盖上锅盖，用大火煮沸。揭开锅盖，倒入洗净的小麦，拌匀。再盖上锅盖，用中小火煮1小时至熟。揭开锅盖，放入适量白糖，搅拌至白糖溶化即可。

"苓桂术甘汤"振奋心阳，心悸见下肢水肿者适用

刘大妈自从退休后一直活跃在晨练和广场舞的队伍中，可大半个月过去了，却没看到刘大妈的身影。刘大妈一直有心悸的现象，半个月前她感觉眼前天旋地转，双下肢肿了起来，儿子把她送进了医院。刘大妈住院时，舌苔白滑，脉弦滑，当天医生给她开了中药汤剂——苓桂术甘汤。苓桂术甘汤主治痰饮病，具有健脾渗湿、温化痰饮的作用。4剂药过后，刘大妈的眩晕感消失，下肢水肿也减轻了许多。刘大妈已迫不及待地要出院，她这段时间在医院里可闷坏了，等出了院她又能跟她的老伙伴们一起跳舞了。

病因　禀赋不足，素体虚弱，或久病失养，劳欲过度，气血阴阳亏虚，以致心失所养，发为心悸。

临床表现

1.**主要症状**。发作性心慌不安，心跳剧烈，不能自主，或一过性、阵发性，或持续时间较长，或一日数次发作，或数日一次发作。

2.**伴随症状**。常兼见胸闷气短，神疲乏力，头晕喘促，甚至不能平卧，以致出现晕厥。

苓桂术甘汤配方

茯苓	桂枝	白术	炙甘草
12克	9克	9克	6克

（**具体功效**）健脾渗湿，温化痰饮。

（**主治范围**）主治痰饮病。症见胸胁胀满，眩晕心悸，或气短而咳，舌苔白滑，脉弦滑或沉紧。

（**用　　法**）水煎服。

///

　　心悸病人平素要注意气候的变化，避免，风、寒、湿、热等外邪侵袭，因此，心悸病人，要寒温适宜，"虚邪贼风，避之有时"。

　　易出现水肿的人平时应避免久站久坐，在家或办公时，每隔一段时间要起身走动。入睡前，可将脚抬高超过心脏的高度，以减轻下肢水肿。饮食应避免重口味，包括高盐食物、腌制物或含钠量高的饮料。水肿的人不能吃萝卜、山药等容易胀气以及难消化的食物，食物应该以清淡为主，有些水肿也是因为疲劳过度引起的，所以平时应该注意多休息。

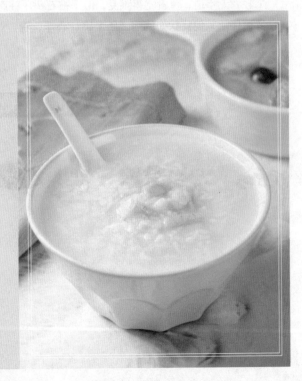

茯苓党参生姜粥

| 所需材料 |

水发大米100克，茯苓25克，党参10克，姜片少许，盐2克。

| 制作服法 |

砂锅中注入适量清水烧开。倒入茯苓、党参、姜片、大米，拌匀。盖上盖，用小火煮30分钟至食材熟透。加入少许盐，拌匀调味。关火后盛出煮好的粥，装入碗中即可。

治胸闷、心痛，
要饮"瓜蒌薤白半夏汤"

最近医院里收治了一位病人老程，老程在五天前出现了胸闷，心痛，躺下时胸闷的感觉更明显了。出现胸闷时感觉非常的难受，感觉身上有千斤重，呼吸都十分困难，有窒息感。老程入院第二天便开始服用瓜蒌薤白半夏汤，3剂药后胸闷症状减轻，心痛也不明显了。继续服用3剂后，老程的症状消失，各种体征也恢复正常了。

病 因 主要与脾、胃、肺、肝等脏腑功能失调有关。由于寒暖失宜，忧思郁怒，湿浊痰饮瘀阻，外伤以及食饮不节等多种因素，而使脾胃失其升降，肝失疏泄，肺失宣降所致。

临床表现

1.轻者无不适，重者觉得难受，似乎被石头压住胸腔，甚至发生呼吸困难。
2.可伴随其他症状如胸痛、压迫感、心悸、喘、灼热感、吐酸水、冒冷汗、恶心、呕吐等。

瓜蒌薤白半夏汤配方

 瓜蒌实
1枚
 薤白
12克
  半夏
12克
  白酒
1升

具体功效 通阳散结，祛痰宽胸。

主治范围 治胸痹，痰浊较甚，心痛彻背，不能安卧者。

用　法 水煎，1日3次。

胸闷可能是由于劳累过度引起的，经常久站或久坐的人都容易导致身体疲惫，进而引起胸闷，所以，平时要注意调整自己的身体状况，要保证合理的睡眠，每天坚持运动，这样就能有效预防胸闷。

胸闷可能是由于平时饮食不均衡，导致身体出于亚健康的状态，所以就表现胸闷，平时多能吃得过多，或者经常又饿很久，这样不均衡饮食就容易导致胸闷。胸闷的人就需要平时早上保证营养的均衡摄入，多食用一些蛋白质含量高的食物，像鸡蛋、新鲜肉类都是不错的。

胸闷患者平时可多食用清淡的食物，例如粥、汤。

木瓜陈皮粥

| 所需材料 |

木瓜120克，陈皮5克，丝瓜络3克，川贝5克，大米350克。

| 制作服法 |

砂锅中注入适量清水烧热，倒入大米、陈皮、丝瓜络、川贝，盖上盖，用大火煮开后转小火续煮45分钟。揭盖，倒入木瓜，拌匀。盖上盖，续煮5分钟至木瓜熟软即可。

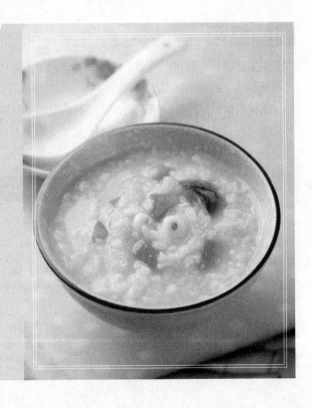

"桃红四物汤"养血活血，可以降脂、扩张血管

　　凌女士是一名冠心病患者，她出现胸闷，胸痛已有好几年了，常用的治疗冠心病的药物她都有服用过，如硝苯地平、雷米普利、硝酸甘油、活血通脉片、复方丹参片等。一周前凌女士劳累后出现了心悸、胸闷、发憋，心前区刺痛，这回她特地要求中医治疗。凌女士前来求诊时，她的口唇紫暗，舌质淡暗有瘀斑，苔薄白，脉沉弦。这是血瘀证的表现，可用桃红四物汤养血活血，此外，现代医学研究发现桃红四物汤可以降脂、扩张血管。凌女士服用6剂后，心悸气短明显好转，仍偶有心前区疼痛。为了巩固疗效，医生让凌女士再继续服用6剂，服药后各症改善。

| 病因 | 冠心病病因有内因和外因之分。内因为年老体衰，心脾肾气血阴阳不足；外因为阴寒侵入、饮食不当、情志失调、劳累过度等，最终导致心血运行受阻，胸脉痹阻而胸痛。 |

临床表现

1.**主要症状**。因体力活动、情绪激动等诱发，突感心前区疼痛，多为发作性绞痛或压榨痛，也可为憋闷感。

2.**伴随症状**。一部分患者的症状并不典型，仅仅表现为心前区不适、心悸或乏力，或以胃肠道症状为主。

桃红四物汤配方

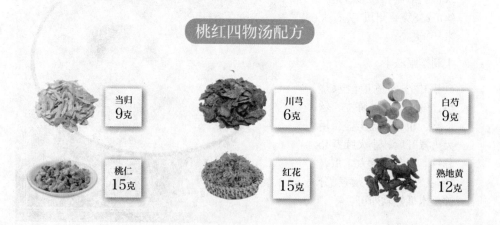

当归 9克

川芎 6克

白芍 9克

桃仁 15克

红花 15克

熟地黄 12克

（具体功效）养血活血。

（主治范围）适用于血虚兼血瘀证。症见妇女经期超前，血多有块，色紫稠黏，腹痛等。临床常用于功能性子宫出血、痛经、女性更年期综合征、冠心病心绞痛、偏头痛、血栓闭塞性脉管炎、小儿血小板减少性紫癜、荨麻疹、眼底出血等。

（用　法）水煎，空腹服。

桃红四物汤有降脂、扩张血管的作用，凌女士在服用过12剂之后，冠心病引起的不适症状都有所缓解。但是平时还是要多关注身体症状，避免不适。

冠心病患者在冬天应随时注意天气变化，及时增添衣物。外出时最好戴口罩，并避免迎风疾走。在室内时，应避免将门窗开得过大，以防冷空气刺激诱发心绞痛和心肌梗死。部分体质虚弱、大病初愈的冠心病患者可适当选用党参、黄芪、附子、桂枝、人参、何首乌、枸杞子、天麻、冬虫夏草等中药，以及羊肉、银耳、核桃、鹌鹑蛋、山药等食物来进补。

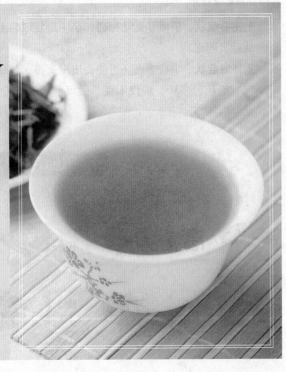

银杏叶川芎红花茶

| 所需材料 |

所需材料：川芎10克，银杏叶5克，红花4克。

| 制作服法 |

制作服法：砂锅中注入适量清水烧开，放入备好的药材，搅散。盖上盖，煮沸后用小火煮约5分钟，至其析出有效成分。揭盖，搅拌片刻，关火后盛出煮好的药茶。装入杯中，趁热饮用即可。

脑血栓恢复期或后遗症期可用"补阳还五汤"益气活血

　　周大爷72岁，他以前喜欢抽烟喝酒，一个月前他中风了，留下了卒中后遗症，左侧肢体瘫痪，口角流涎。几天前家里人把他送到中医院继续调养。周大爷送到中医院时，体型偏瘦，面色萎黄，舌质淡紫，舌苔白腻，脉细涩无力。根据周大爷舌、脉、症的表现，辨证为卒中后遗症之中经络，属气虚血瘀型。治疗选用补阳还五汤，补气活血、祛瘀通络。上方连进20余剂，各症状日渐好转，左手足能自行活动，握拳、举手抬足较治疗前大有进步。

病因　精神状态不协调（紧张、抑郁、焦虑等）、生活方式不科学（缺少合理的运动、生活起居缺少规律等），肥胖、年龄及遗传等均为其始动与促进因素。其中尤以过食与活动减少为主要病因。

临床表现

1.**主要症状**。偏瘫和运动障碍，卒中康复以后多数会行动不便、语言不流利、吞咽或呼吸困难。

2.**伴随症状**。少数患者还可能会出现头疼、眩晕、恶心、多梦、注意力不集中、耳鸣、眼花、多汗、步伐不稳、颈项酸痛疲乏、无力、食欲不振、记忆力减退、痴呆、抑郁等。

补阳还五汤配方

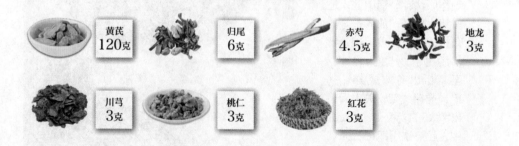

黄芪120克　归尾6克　赤芍4.5克　地龙3克
川芎3克　桃仁3克　红花3克

具体功效 补气活血，祛瘀通络。

主治范围 主治卒中后遗症。症见半身不遂、口眼㖞斜，语言謇涩，口角流涎，小便频数或尿遗不禁，苔白，脉缓。

用　法 水煎服。

///

　　运动有助于卒中后遗症患者气血流通、增强体质、提高机体的抗病能力，适宜的运动形式有多种，如气功、太极拳、保健操等，最简便易行的为散步。一般每次15分钟左右，每日2～3次即可，速度应缓慢，以微微出汗，心率每分钟110～120次为度。运动过程中，如出现异常症状，如头痛、头晕、心慌、恶心、呕吐等，要立即停止运动。

　　卒中后遗症患者要均衡饮食，少盐、少糖、少油，定时定量。多吃蔬菜及补充水分、少吃动物性油脂与动物内脏。减少饮酒，拒绝吸烟。大多数患者对口渴不敏感，因此要养成适当的饮水习惯。特别在早上起床及白天进行各种运动后，要注意饮水，以补充因出汗、呼吸等排出的水分，保证血液中水分含量的相对恒定状态。

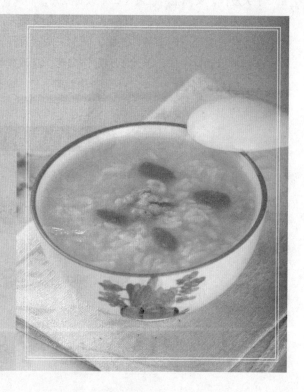

当归黄芪核桃粥

| 所需材料 |

当归7克，黄芪6克，核桃仁20克，枸杞8克，水发大米160克。

| 制作服法 |

砂锅中注入适量清水烧开，放入黄芪、当归。盖上盖，用小火煮15分钟。揭开盖子，捞去药渣。放入核桃仁、枸杞、大米。盖上盖，用小火再煮30分钟，至大米熟透即可。

"定痫丸",
癫痫病人的日常调理药

　　小艾的亲戚住院了，小艾随家人去探视时，在医院里目睹了一个令她至今都难忘的场景。一位中年男子突发抽搐，接着神志不清，口吐白沫。小艾是个好奇宝宝，她去请教了医生，医生说那名男子是一位癫痫患者。小艾又好奇地问医生癫痫病人平时都用什么药物治疗，医生说如果是大发作选用苯巴比妥，癫痫持续状态首选安定静脉注射，中医有一种中成药也可用来治疗癫痫，即定痫丸。

病 因　　多因七情失调，脑部外伤，以及六淫外邪侵袭，或饮食不节，劳累过度，或患其他病之后可致脏腑受损发为痫证。

临床表现

1.**大发作**。又称全身性发作，半数有先兆，如头昏、精神错乱、视听和嗅觉障碍。

2.**小发作**。可短暂（2～15秒）意识障碍或丧失，而无全身痉挛现象。每日可有多次发作，有时可有节律性眨眼、低头、两眼直视、上肢抽动。

3.**精神运动性发作**。可表现为发作突然，意识模糊，有不规则及不协调动作，如吮吸、咀嚼、寻找、叫喊、奔跑、挣扎等。

定痫丸配方

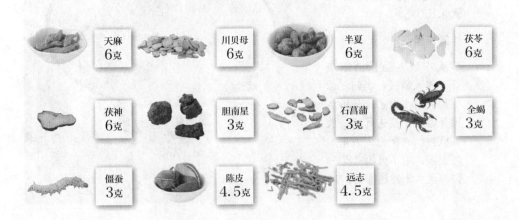

天麻 6克　川贝母 6克　半夏 6克　茯苓 6克

茯神 6克　胆南星 3克　石菖蒲 3克　全蝎 3克

僵蚕 3克　陈皮 4.5克　远志 4.5克

具体功效 豁痰开窍，熄风镇惊。

主治范围 主痫症，突然发作，晕仆在地，喉中痰鸣，发出类似猪、羊叫声，甚则抽搐目斜；亦治癫狂。

用　　法 每服6~9克，照五痫分引下：犬痫，杏仁5枚，煎汤化下；羊痫，薄荷1克，煎汤化下；马痫，麦冬6克，煎汤化下；牛痫，大枣2枚，煎汤化下；猪痫，黑料豆9克，煎汤化下。每日2~3次。方内加人参9克，尤佳。

定痫丸主痫症，可治疗突然发作，晕仆在地，抽搐目斜等症，具有豁痰开窍，熄风镇惊的作用。家中有癫痫患者，可以常备这种药物。

癫痫大发作时应让患者立即倒卧，防止跌碰伤。松解患者衣领，保持呼吸通畅。上下白齿之间填入毛巾等物，避免舌被咬伤。抽搐时不可用力按压患者的肢体，以免骨折。抽搐后将头部转向一侧让唾液与呕吐物流出，防止窒息。中药偏方对癫痫的防治也有不错的效果：

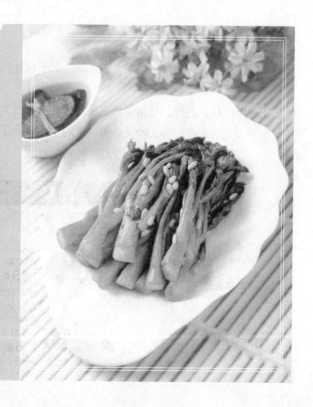

远志炒菜心

|所需材料|

菜心500克，远志8克，夜交藤10克，松仁少许，盐2克，食用油适量。

|制作服法|

砂锅中注入清水烧热，倒入远志、夜交藤，大火煮30分钟后倒出药汁。热锅中注油，倒入菜心，翻炒片刻，倒入药汁，加入盐，放入松仁，快速翻炒匀即可。

血压高不好，低了也不行，
"黄芪肉桂汤"可治低血压

欣欣以前身材肥胖，总也买不到合适的衣服。后来她下定决心要减肥，她便开始了疯狂地节食减肥。3个月后，她如愿地瘦下来了。她担心会出现反弹，于是选择继续节食，肉类、淀粉类食品基本上不吃，还经常熬夜。就这样持续了半年的时间，她渐渐地出现了头晕眼花、疲劳，上班总感觉昏昏沉沉的，工作效率也大大降低了。后来她在一次体检中查出自己有低血压，医生询问她的具体情况后告诉她，这是由于她长期过度节食导致营养不良而引起的低血压，她不能再继续节食下去，要恢复正常饮食，此外中药汤剂黄芪肉桂汤可帮助她恢复虚损的阳气。

病因 低血压在中医里属眩晕范畴。多为劳逸失调、思虑过度、饮食不节或禀赋不足，损伤心脾，致中焦亏虚，心脉乏力，气血不充，清阳不升，脑络失养所致。

临床表现

1.**早期症状**。头痛可以是唯一的主诉，其头痛往往在紧张的脑力或体力活动后较为明显，伴有两眼发黑、眩晕。

2.**晚期症状**。失神，甚至晕厥倒地，常在突然改变体位，尤其是由蹲位突然起立时最易发生。此外，静止而又负担过重的工作条件下也易发生。

配方

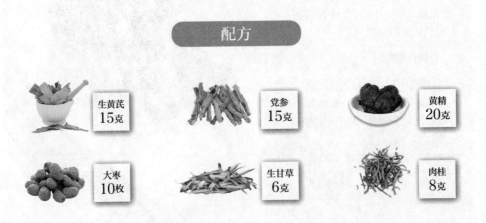

生黄芪 15克　　党参 15克　　黄精 20克

大枣 10枚　　生甘草 6克　　肉桂 8克

具体功效 温阳补气。

主治范围 治阳气不足，症见头晕眼花、面色苍白、手脚冰冷等。

用　法 水煎，分早、中、晚三次日服，每日1剂。20天为一个疗程，可连服2～3个疗程。

///

　　低血压患者容易出现晕眩、头痛以及心悸等症状表现。在日常饮食上要格外留意，很多食物都不适合血压低的人食用。低血压患者不可以吃鸭腿、鸡胗、兔肉、鳗鱼、螃蟹、蛤蜊、田螺、柚子、小米、甘蔗等寒性以及微寒性的食物。

　　低血压患者要适当参加体力活动，以提高对血压变化的调节能力。如果出现红细胞计数过低、血红蛋白不足的贫血症，可以多吃些猪肝、蛋黄、瘦肉、牛奶、鱼虾、贝类、大豆、豆腐、红糖及新鲜蔬菜、水果。

黄芪红枣牛肉汤

┃所需材料┃

黄芪15克，花生50克，红枣3个，莲子、香菇各20克，牛肉200克，盐适量。

┃制作服法┃

砂锅中注入适量清水，倒入牛肉块，再倒入泡发滤净的莲子、香菇、黄芪、花生、红枣，搅拌匀。盖上锅盖，开大火煮开转小火煲煮2个小时。揭开锅盖，加入盐，搅匀即可。

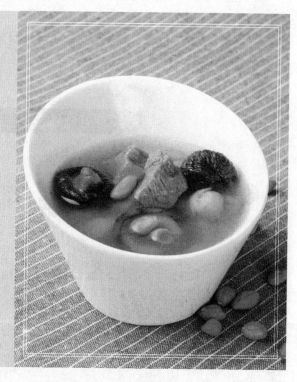

全身水肿，按之凹陷，
用"五皮饮"来调节水液循环

　　小雨是一个白瘦的女孩，可每到经期时，身体会出现水肿，严重时手和脚都会有明显的肿胀感，用手按还会凹下，穿鞋子会紧。平常出现这种情况的次数比较少，水肿也是随着例假结束就会慢慢消失。小雨前来求诊时，她的脸明显肿胀、发亮，眼皮也是水肿的。五皮饮可利湿水肿，理气健脾，调节全身水液循环，主治皮水，四肢头面悉肿，按之没指，也用于急慢性肾炎和心脏病中水肿的治疗。

| 病　因 | 小雨这种情况属于经行水肿，多因脾肾阳虚，气化不利，水湿不运，或因肝气郁滞，血行不畅所致。 |

临 床 表 现

1.**炎症性水肿**。水肿部位由于组织间液增多，因而表现肿胀、皮肤绷紧、弹性降低、组织重量增加。

2.**非炎症性水肿**。表现水肿部位颜色苍白、温度偏低，在凹陷性水肿的部位皮肤破损处可有组织液溢出。

五皮饮配方

陈皮
9克

茯苓皮
24克

生姜皮
6克

大腹皮
9克

桑白皮
9克

（**具体功效**）利湿消肿，理气健脾。

（**主治范围**）治皮水，四肢头面悉肿，按之没指，不恶风，其腹如故，不喘，不渴，脉浮者；近代也用于急慢性肾炎和心脏病水肿属脾虚受湿，气滞水停者。

（**用　　法**）水煎，热服，1日2～3次。

月经期因经血的耗散，更需充足的营养，多吃富含高蛋白、高热量、大量维生素的食品；饮食宜清淡少刺激，软和，易于消化；不过食生冷及辛辣香燥伤津的食物。要多喝开水，多吃水果、蔬菜。水肿初期，应吃无盐饮食。肿势渐退后，逐步改为低盐，最后恢复普通饮食。忌食辛辣、醋、虾、蟹、生冷食品等。

月经期最好禁酒。因为酒精会加重经期水肿问题。如果非喝不可，则限制在1～2杯。另外，很多女性以为利尿剂能减轻月经周期的肿胀不适，但利尿剂会将重要的矿物质连同水分，一起排出体外，对身体不利，所以月经期要禁用利尿剂。

土茯苓薏米汤

｜所需材料｜

土茯苓、薏苡仁、绿豆、陈皮、生地各20克，老鸭块200克。

｜制作服法｜

砂锅中注入适量清水，放入老鸭块、土茯苓、生地、绿豆、薏苡仁，拌匀。加盖，大火煮开转小火煮100分钟。揭盖，倒入陈皮，加入盐。稍稍搅至入味即可。

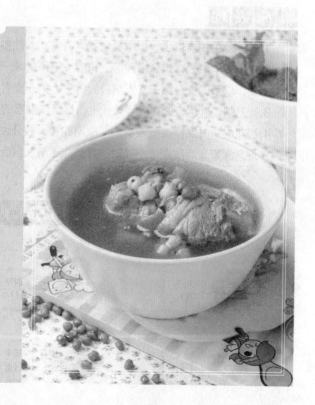

"川芎止痛汤"
善治三叉神经痛

　　章先生半年前出现"牙痛"，他觉得他的牙痛很奇怪特殊，有时非常严重。疼痛发作时右部同侧的耳朵伴偏头及颜面皆痛，常坐立不安，彻夜不能入睡。他到医院检查后才知道他患的根本不是牙痛，而是三叉神经痛，很多患者也像他一样把三叉神经痛误认为是牙痛。章先生辗转了很多医院多位医生多方医治，但一直未能根治。章先生的病情时轻时重，但重时多，轻时少，如果急躁生气马上病情加重。昨天他又剧痛了一昼夜，他怕病情再加重，前来寻求中医治疗。

病因　　就三叉神经痛的病因及发病机制，至今尚无明确的定论，各学说均无法解释其临床症状。目前为大家所支持的是三叉神经微血管压迫导致神经脱髓鞘学说及癫痫样神经痛学说。

临床表现

1.年龄多在40岁以上，以中、老年人为多。女性多于男性，约为3：2。

2.右侧多于左侧，疼痛由面部、口腔或下颌的某一点开始扩散到三叉神经某一支或多支，以第二支、第三支发病最为常见，第一支者少见。

3.如刀割、针刺、撕裂、烧灼或电击样剧烈难忍的疼痛，甚至痛不欲生。

4.初期起病时发作次数较少，间歇期亦长，数分钟、数小时不等，随病情发展，发作逐渐频繁，间歇期逐渐缩短，疼痛亦逐渐加重而剧烈。夜晚疼痛发作减少。

川芎止痛汤配方

川芎
20克

荆芥
10克

防风
10克

地龙
15克

细辛
3克

全蝎
10克

（**具体功效**）祛风通络，散寒止痛，活血化瘀。

（**主治范围**）主风邪内侵，瘀阻血脉。

（**用　　法**）水煎服，每日1剂，日服2次，重者可每日2剂。

//

　　章先生前来就诊时心情急躁，舌苔稍腻，脉弦数。根据他的症状及舌脉，医生给他开了3剂川芎止痛汤，以祛风通络，活血化瘀来缓解面部疼痛。3剂药后，章先生疼痛稍减，继续服用川芎止痛汤，连服10天后，疼痛消失了，章先生的心情不再急躁了。

　　三叉神经痛患者在日常生活中要注意头面部的保暖，避免局部受冻、受潮，不用太冷、太热的水洗面。吃饭、漱口、说话、刷牙时动作要轻柔，以免诱发扳机点从而引起三叉神经痛。

　　三叉神经痛患者最好以流食为主，每日3～4餐，应配置高蛋白高糖液体食品，如牛奶冲藕粉、牛奶冲蛋花等流质，使患者有饱足感。

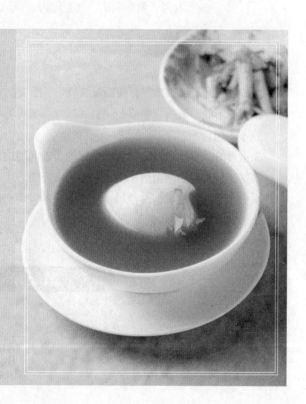

川芎防风炖鸡蛋

│ 所需材料 │

熟鸡蛋2个，川芎15克，
防风10克，阿胶5克。

│ 制作服法 │

将备好的川芎和防风放入
隔渣袋中，扎紧袋口，
备用。砂锅中注入适量清
水，放入隔渣袋。盖上
盖，煮15分钟。揭开盖，
放入熟鸡蛋，倒入阿胶，
略搅几下。盖上盖，煮5
分钟至阿胶溶化即可。

突然面瘫者
可用"牵正散"调理

　　李阿姨一向不喜欢在夏天开空调，哪怕天气再热她也只会开着她的小风扇。前天晚上，实在是太闷热了，李阿姨开了一晚上窗户，风扇也开了一晚。第二天早起时，她发现左边眼睛闭合时有点困难，说话也费劲，说话时嘴角还漏气。她照镜子时发现自己的嘴歪了，她心里咯噔，心想不是中风了吧，赶紧就往医院跑。医生看到李阿姨左侧面瘫，没有皱纹，舌伸向左侧，李阿姨说她觉得左侧面部麻木。医生再诊查李阿姨的舌脉，她舌红苔略白，脉浮紧而数。医生告知李阿姨她这是由于长时间吹风，面部受凉而引起的面瘫。中医对面瘫有较好的疗效，针刺疗法配合中药汤剂，疗效更佳。牵正散能祛风化痰止痉，主治风中经络、口眼㖞斜。经过两周的中医综合治疗后，李阿姨的脸终于恢复如初了。

病　因　中医理论认为，面瘫的发病根于正气不足，络脉空虚，卫外不固；外邪入侵于面部经络，气血阻滞，经脉失养，以致肌肉弛缓不收。

临床表现

1.病侧面部表情肌瘫痪，前额皱纹消失、眼裂扩大、鼻唇沟平坦、口角下垂。

2.病侧不能作皱额、蹙眉、闭目、鼓气和噘嘴等动作。鼓腮和吹口哨时，因患侧口唇不能闭合而漏气。

3.进食时，食物残渣常滞留于病侧的齿颊间隙内，并常有口水自该侧淌下。由于泪点随下睑外翻，使泪液不能正常引流而外溢。

4.多数患者往往于清晨洗脸、漱口时突然发现一侧面颊动作不灵、口角歪斜。部分患者可有舌前2/3味觉障碍、听觉过敏等。

牵正散配方

 白附子
6克

 白僵蚕
6克

 全蝎
3克

（**具体功效**）祛风化痰止痉。

（**主治范围**）主治中风、面瘫、面神经麻痹、口眼㖞斜。

（**用　　法**）上为细末，每服3克，热酒服下，不拘时候。

///

　　发生面瘫时，一定要去正规医院进行规范及时的治疗，避免病情加重，严重的会影响自己的日常生活。切勿盲目相信部分不法广告。

　　积极锻炼患侧面部肌肉，多做眼、面部按摩，配合患侧面部主动运动，可以多嚼香口胶。

　　夏天开空调风扇时，要注意避免风直吹久吹头面部。在乘车、户外乘凉、洗浴、饮酒后也应注意不要让风直吹头面部。要多吃一些蔬菜和水果，如桃、葡萄、苦瓜、茄子、青椒、韭菜等，来维持足够的维生素摄入。另外还要吃一些米面、粗粮类食物，以保持机体足够的能量供给，增强抗病能力。

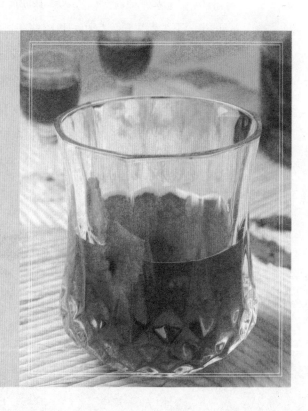

当归生地酒

| 所需材料 |

桂圆肉干25克，枸杞40克，当归35克，菊花15克，高粱酒500毫升。

| 制作服法 |

取一干净的玻璃罐，倒入备好的枸杞，撒上洗净的桂圆肉。放入洗好的菊花干，倒入备好的当归，注入适量的高粱酒。盖上盖子，扣紧，置于阴凉处浸泡约7天即可。

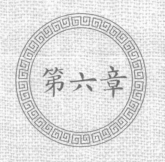

第六章

两性病症对症药方

夫妻是当今社会家庭中的最主要成员，

试想一下，若男科疾病和妇科疾病在日常生活中肆意横行，

夫妻生活必会受到影响和困扰，

但是上医院治疗总觉得会很尴尬，

储备一些有效实用的男科妇科名方知识，

既可以祛病疗疾，消除忧虑，又加深了夫妻感情，何乐而不为。

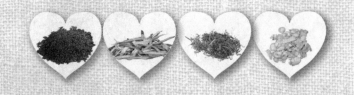

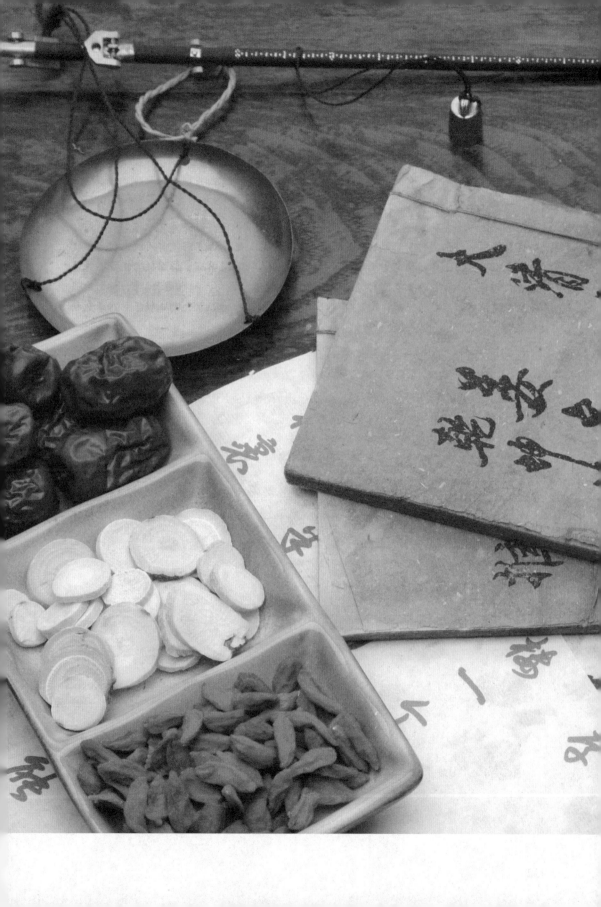

尿频、尿急、尿涩痛，"八正散"清热利湿

　　齐先生一个月前发现小便排出不畅，尿频尿痛，有尿不尽感，并觉尿道灼热不适，小便色黄。他到医院进行检查，B超诊断：前列腺炎。他先后服用了前列欣、前列康，疗效甚微。后来他开始接受中医治疗，当时他舌质红，苔黄略腻，脉濡数。根据齐先生的症状和舌脉，中医诊断为湿热淋证，给予八正散清热泻火，利水通淋。服药8剂后齐先生尿道灼热疼痛症状大减，小便较通畅，色已转淡，其他症状也都减轻了。八正散稍加减后，继续服用6剂，各种症状都消失了。

| 病 因 | 相火妄动，所愿不遂；或忍精不泄，肾火郁而不散，离位之精化为精浊。房事不洁，湿热毒邪从精道（尿道）侵入精室（前列腺）。患病日久，损伤肾阴或肾阳，导致精室空虚（前列腺抵抗力下降），从而发生前列腺炎。 |

临床表现

1.急性前列腺炎： 发病突然，表现为寒战、发热、疲乏无力等全身症状，伴有会阴部和耻骨上疼痛，甚至急性尿潴留。

2.慢性前列腺炎： 多有疼痛和排尿异常等。

八正散配方

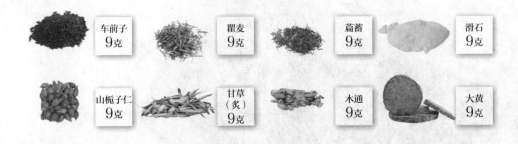

车前子 9克　　瞿麦 9克　　萹蓄 9克　　滑石 9克

山栀子仁 9克　　甘草（炙）9克　　木通 9克　　大黄 9克

（**具体功效**）清热泻火，利水通淋。

（**主治范围**）主治湿热淋证。尿频尿急，溺时涩痛，淋沥不畅，尿色浑赤，甚则癃闭不通，小腹急满，口燥咽干，舌苔黄腻，脉滑数。

（**用　法**）研粗末，每服10克，加灯芯草，水煎，食后、临卧服。

///

　　饮水量的减少必然使尿液浓缩，排尿次数同时降低，尿液内的有害物质残留在体内，"尿液反流"进入前列腺，引发炎症。每天饮用2升以上的水就可以充分清洗尿道，对前列腺起到保护作用。

　　性生活要适度，不纵欲也不要禁欲。坚持清洗会阴部和外生殖器，避免藏污纳垢，使细菌乘虚而入。尽量不饮酒，少吃辣椒、生姜等辛辣刺激性强的食品。

　　微量元素锌可以增强前列腺的抗感染作用应该多摄入，比如海产品瘦肉、粗粮、豆类植物、白瓜子、花生仁、芝麻等都含有大量的锌。

绿豆冬瓜海带汤

| 所需材料 |

冬瓜350克，水发海带150克，水发绿豆180克，姜片少许，盐2克。

| 制作服法 |

砂锅注水烧开，倒入冬瓜、海带、绿豆、姜片，拌匀。加盖，用大火煮开后转小火续煮2小时至熟软。揭盖，加入盐。拌匀调味。关火后盛出煮好的汤，装碗即可。

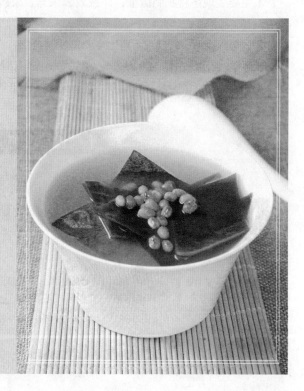

小便热痛带血，
"小蓟饮子"凉血通淋

　　任女士近些日子以来小便次数增多，起初尿色黄，她以为是上火了，多喝点水就没事了。可没过两天，排尿时疼痛，尿中竟带着血。任女士这才重视起来，赶紧上医院挂号检查，任女士尿中出现了白细胞，西医诊断为：尿路感染，中医称为血淋。任女士选择中医治疗，医生给予她小蓟饮子治疗，以凉血止血，利尿通淋。3剂药后，任女士血尿消失，排尿疼痛也减轻了，再继续服用5剂药，任女士便痊愈了。

病因　尿路感染主要与湿热毒邪蕴结膀胱及脏腑功能失调有关。

临床表现

1.主要表现是膀胱刺激征，即尿频、尿急、尿痛，膀胱区或会阴部不适及尿道烧灼感。

2.尿频程度不一，严重者可出现急迫性尿失禁。

3.尿混浊、尿液中有白细胞，常见终末血尿，有时为全程血尿，甚至见血块排出。

4.一般无明显的全身感染症状，体温正常或有低热。

小蓟饮子配方

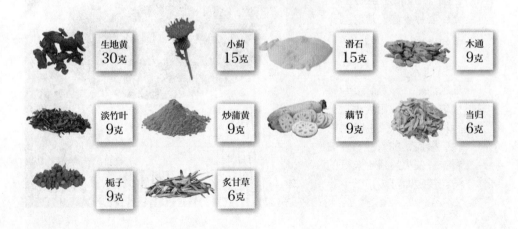

生地黄 30克　　小蓟 15克　　滑石 15克　　木通 9克

淡竹叶 9克　　炒蒲黄 9克　　藕节 9克　　当归 6克

栀子 9克　　炙甘草 6克

（**具体功效**）凉血止血，利尿通淋。

（**主治范围**）主治下焦热结。症见血淋、尿血、小便次数多而热痛、尿黄，舌红，脉数。

（**用　　法**）水煎服。

尿路感染的患者应该多饮水，勤排尿。多喝橙汁、柠檬酸、猕猴桃汁之类富含维生素的饮料，对预防尿路感染有益。

尿路感染的饮食忌胀气之物，胀气之物包括牛奶、豆浆、蔗糖等；尿路感染的饮食忌发物，发物包括猪头肉、鸡肉、蘑菇、带鱼、螃蟹、竹笋、桃子等；尿路感染的饮食忌助长湿热之品，包括酒类、甜品和高脂肪食物；尿路感染的饮食忌辛辣刺激之物，这些食物可使尿路刺激症状加重，排尿困难；尿路感染的饮食忌酸性食物，酸性食物包括猪肉、牛肉、鸡肉、鸭、蛋类、鲤鱼、牡蛎、虾，以及面粉、大米、花生、大麦等。

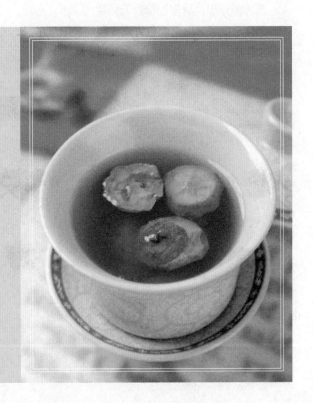

蒲黄山楂茶

| 所需材料 |

干山楂15克，蒲黄10克。

| 制作服法 |

取一个纱袋，放入蒲黄，扎紧袋口，制成药袋。砂锅中注入适量清水烧开，放入药袋。盖上盖，烧开后用小火煮约15分钟。揭开盖，用小火保温。取一个茶杯，倒入干山楂，盛入药汁，盖上杯盖，闷约15分钟即可。

老年人小便滴沥或尿闭，"宣化汤"来通利

叶大爷1个月前因尿潴留曾到医院进行导尿术治疗，而后服用保列治和哈乐药物治疗，但症状改善不明显，小便可点滴排出，但尿频、尿痛、尿量不超过20毫升，有时要挤压膀胱才能排出，尿常规检查无异常。叶大爷舌质暗红，苔黄腻，脉弦。根据叶大爷的症状和舌脉，他得的是癃闭，也称为小便不通。

病因 泌尿系统的各种疾病以及邻近尿路其他脏器的病变，都可在尿路的不同部位造成梗阻，但小便不通主要是下尿路病变。

临床表现

1.主要症状。小便可点滴排出，但尿频、尿痛，尿量不超过20毫升，有时要挤压膀胱才能排出，尿常规检查无异常。

2.伴随症状。兼见面色青紫、腰痛、阳痿早泄、脘腹寒冷。

3.舌象、脉象。苔薄白、脉沉微。

宣化汤配方

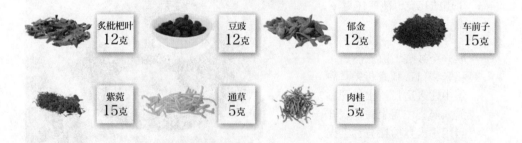

炙枇杷叶 12克　豆豉 12克　郁金 12克　车前子 15克

紫菀 15克　通草 5克　肉桂 5克

136

（**具体功效**）通利小便。

（**主治范围**）治疗排尿困难、小便浑浊、小便量少、小便不出等。

（**用　　法**）水煎，每天1剂，早晚各1次。

//

　　老年人小便不通多是因肾阳虚型小便不通，此类型小便不通多是因年老体弱，肾阳不足，命门火衰，致使膀胱气化无权，小便不能出而成。叶大爷的病症就是肾阳虚型小便不通，可选择宣化汤，每天1剂，早晚各一次，坚持7天，病症将会有所缓解。

　　叶大爷平常应多锻炼身体，增强抵抗力，保持心情舒畅，切忌忧思恼怒；消除诸如忍尿、压迫会阴、贪凉、纵欲过劳等外邪入侵和湿热内生的有关因素；积极治疗淋证和水肿、尿路及尿路周边肿瘤等疾病，对防治小便不通均有重要意义。

　　叶大爷平常饮食应以清淡为主，宜食维生素含量高的食物，如桃、葡萄、苹果、柠檬等。禁辛辣刺激性食物和油腻煎炸食物。

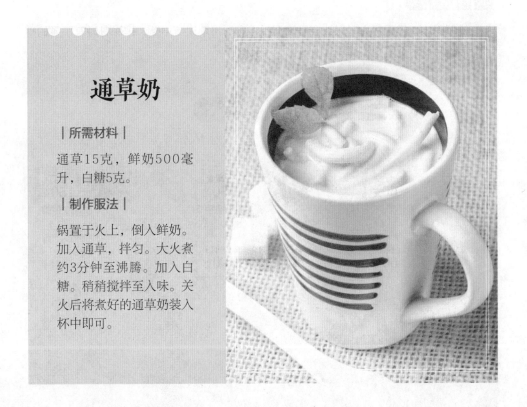

通草奶

|所需材料|

通草15克，鲜奶500毫升，白糖5克。

|制作服法|

锅置于火上，倒入鲜奶。加入通草，拌匀。大火煮约3分钟至沸腾。加入白糖。稍稍搅拌至入味。关火后将煮好的通草奶装入杯中即可。

"石韦散"排石通淋，帮助尿道结石排出

覃先生今天特意起了大早来到医院，他可不是来看病的，他是来感谢他的主治医生的。半个月前，覃先生排尿困难，排尿费力，排尿有时有明显的疼痛，且放射至阴茎头部。覃先生来到医院的中医科治疗，他说排尿费力时尿液会呈滴沥状，有时出现尿流中断。医生检查后告知覃先生，他得的是尿道结石，中医称为石淋。中医的治疗以清热利湿，排石通淋为主，根据覃先生的症状可选用石韦散治疗。

病因 因下阴不洁，秽浊之邪从下侵入机体，上犯膀胱，或由小肠邪热、心经火热、下肢丹毒等它脏外感之热邪传入膀胱，发为淋证。

临床表现

排尿困难，排尿费力时尿液会呈滴沥状，有时出现尿流中断，排尿有时有明显的疼痛，且放射至阴茎头部。

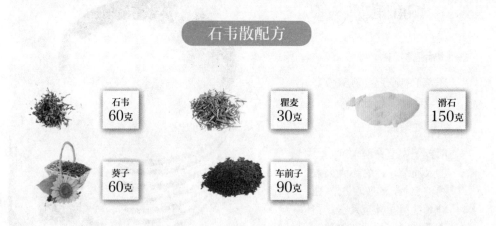

石韦散配方

石韦 60克　　瞿麦 30克　　滑石 150克

葵子 60克　　车前子 90克

具体功效 清热利湿，排石通淋。

主治范围 治淋证，小便不利，溺时刺痛。

用　法 上五味，捣筛为散。每次服3克，1日3次。

///

服用6剂石韦散后，覃先生排尿顺畅，疼痛也减轻了，继续服用6剂后，体内的小石块排出，其他症状消失了。

尿道结石除了吃药以外，日常生活中要养成多饮水的习惯，多饮水增加尿量，稀释尿中的结晶，使其容易排出体外。避免高蛋白、高糖和高脂肪饮食，平时应多吃些粗粮和素食。适当增加活动量，活动项目可选跑步、跳跃、跳绳、上下楼梯等。

石韦利水通淋，清肺泄热，主治淋痛、尿血、尿路结石、肾炎等疾病，除了可以服用石韦散缓解病症之外，还能用石韦煮茶喝。

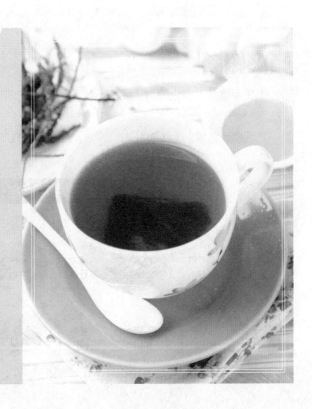

车前石韦茶

┃所需材料┃

车前草25克，石韦15克，蜂蜜30克。

┃制作服法┃

砂锅中注入适量清水烧开，放入备好的车前草，搅散。盖上盖，烧开后转小火煲煮约10分钟，至其析出有效成分。揭盖，搅拌片刻，关火后盛出。装在茶杯中，饮用时加入蜂蜜调匀即可。

老人冬季尿多、遗尿，"桑螵蛸散"缓解尴尬

对于老余来说，最痛苦的莫过于冬天了，不是因为寒冷，而是他一到冬天尿量就比往常多，每次出门都要着急找厕所，令人尴尬的是，突然没来由地就小便失禁了。老余冬天里不敢再出门，生怕一不小心就尴尬了。老余想要摆脱这种尴尬，他多方打听，选择了中医进行治疗。医生根据老余的症状，诊断为遗尿心肾两虚证，方用桑螵蛸散，调补心肾，涩精止遗。服用5剂后，老余小便不再失禁，尿频也逐渐减少了，医生嘱他再继续服用5剂以巩固治疗。

病因　中医认为，此疾病多由劳神过度或久病、热病耗伤心阴所致；或因伤精、耗液，或急性热病耗伤肾阴所致。老年人随年龄的增长，神经和内分泌功能下降，控制尿液的排泄能力较差，一旦精神紧张、用力咳嗽、喷嚏、大笑、举重物等骤然增加腹内压，加之尿道括约肌松弛，尿液就可能不由自主地从尿道排出。

临床表现

1.**主要症状**。睡中遗尿，或尿不禁，精神不振，形体消瘦，夜寐不佳，心烦而溲频淋漓。

2.**舌象、脉象**。舌尖有红刺，苔薄，脉沉细而数等。

桑螵蛸散配方

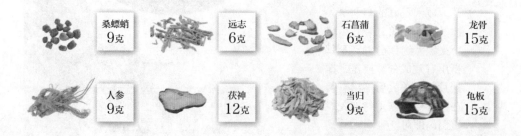

桑螵蛸 9克　　远志 6克　　石菖蒲 6克　　龙骨 15克

人参 9克　　茯神 12克　　当归 9克　　龟板 15克

具体功效 调补心肾，涩精止遗。

主治范围 主治心肾两虚证。症见小便频数，或尿如米泔，或遗尿遗精，心神恍惚，健忘，舌淡苔白，脉细弱。

用　法 上药研末，每服6克，睡前人参汤调下。水煎服，用量按原方比例酌定。

人年纪大了，随着骨盆支持结构越来越松弛，很容易患有尿失禁。这时候不要刻意去减少老人的喝水次数，这样会造成浓缩的尿液，反而会刺激膀胱造成尿失禁。

平时可以每天进行提肛训练，在排尿时训练停顿和减缓尿流的动作，反复收缩骨盆底肌的训练，来改善尿道的封闭能力。

老人出现轻度尿失禁时，可做间歇性锻炼，如排尿时可中间暂停2~3次再继续将尿液排出。宜吃牡蛎、扇贝等富含动物性蛋白质的食物，忌食辛辣刺激食物。

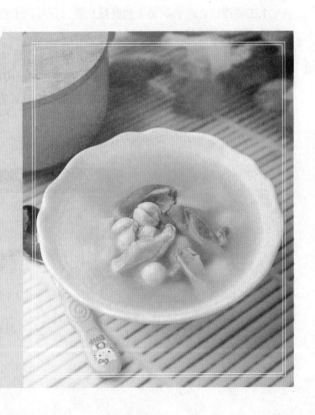

莲子炖猪肚

|所需材料|

猪肚220克，水发莲子80克，姜片、葱段各少许，盐2克，鸡粉、胡椒粉各少许，料酒7毫升。

|制作服法|

砂锅中注入适量清水烧热，倒入姜片、葱段、猪肚、莲子，淋入料酒。盖上盖，烧开后用小火煮约2小时。揭盖，加入少许盐、鸡粉、胡椒粉即可。

成人久病体虚尿失禁，
"缩泉丸"固摄膀胱

　　曾女士患上慢性病后一直在家卧床休养，几个月后她发现当她用力咳嗽时，会有一些尿液流出，常常把内裤弄湿，有时甚至把外面的裤子也弄湿了。曾女士还以为她又患上了别的疾病，到医院检查后才知道，她这是由于久病身体虚弱、膀胱失约而引发小便自遗。医生给她开了一些缩泉丸，以温肾缩尿、固摄膀胱来治疗她的尿失禁。

病　因　中医认为，此疾病多由劳神过度或久病、热病耗伤心阴所致。曾女士大病久病之后，失于调养，致使脾运失健，肺气虚弱、"上虚不能制下"而遗尿。

临床表现

　　1.主要症状。患者能感觉到膀胱充盈，只是由于身体运动，精神状态及环境等方面的原因，忍不住或无意地排尿。

　　2.压力性尿失禁。身体运作如咳嗽，喷嚏，颠簸或推举重物时腹内压急剧升高后发生不随意的尿液流出，无逼尿肌收缩时，膀胱内压升高超过尿道阻力即发生尿失禁，压力性尿失禁的缺陷在膀胱流出道（括约肌功能不全），致使尿道阻力不足以防止尿液漏出。

缩泉丸配方

乌药
15克

益智仁
15克

（具体功效）温肾缩尿。

（主治范围）主治膀胱虚寒证。症见小便频数，或遗尿不止，舌淡，脉沉弱。

（用　法）口服，一次3~6克，一日3次。

//

　　研究证明，绝经后的妇女若能继续保持有规律的夫妻生活，能明显延缓卵巢合成雌激素功能的生理性退变，降低压力性尿失禁的发生概率，同时可防止其他老年性疾病，提高健康水平。

　　积极治疗可能存在的慢性疾病，如肺气肿、哮喘、支气管炎、肥胖、腹腔内巨大肿瘤等，因为这些疾病都可引起腹压增高而导致尿失禁。

　　有尿失禁的人在睡前不要吸太多的水，更不能喝咖啡。平时排尿时可进行相关肌肉锻炼，排尿时有意识地不断中止排尿再重新开始排尿，以锻炼盆底括约肌。

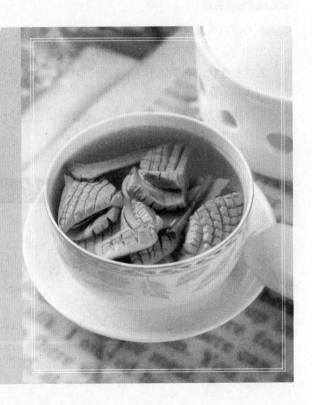

桑寄生炖猪腰

| 所需材料 |

桑寄生10克，猪腰200克，姜片、葱段各少许，盐2克，鸡粉2克，料酒7毫升。

| 制作服法 |

砂锅中注入适量清水，用大火烧热。倒入桑寄生、姜片、葱段、猪腰，淋入料酒。盖上锅盖，烧开后转小火煮半小时。揭开锅盖，加入盐、鸡粉即可。

"大黄汤"，
慢性前列腺炎者的福音

　　林先生3个月前断断续续出现尿频、尿痛、排尿烧灼感，排尿困难，肛门坠胀不适。他到医院检查后得知患了慢性前列腺炎，医生给他开了大黄汤进行调理。大黄汤有清热利小便的功效，对小便不利的症状疗效佳。服药一周后，林先生尿痛减轻，其他排尿症状也有所改善，医生嘱咐他继续服药一周以巩固治疗。

病因　中医认为，本病一般多由于房劳不节、忍精不泄或有手淫恶习，劳伤精气，日久肾阳亏损，命门火衰而不能蒸化，或嗜酒和过食甘肥，致脾虚湿热内蕴，败精壅滞，腐宿凝阻溺窍，终必久瘀化腐而发病。

临床表现

1.慢性前列腺炎症状轻重不一，轻者可无明显症状，但一般会有阴部或直肠的不适感和疼痛，疼痛可放射到腰骶部、耻骨上、睾丸或腹股沟等处。

2.**主要症状**。有排尿不适、尿频、尿急、排尿有灼热感，有时尿痛严重，尿道口常有白色分泌物。

3.**伴随症状**。神疲乏力、头晕、腰背酸痛、性欲减退、遗精、早泄、阳痿等，伴有精囊炎者还可见血精。

大黄汤配方

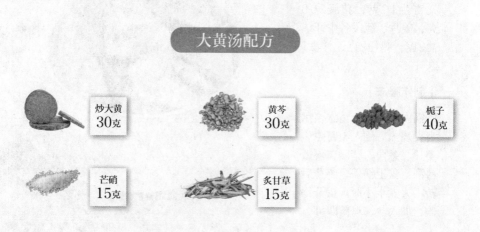

炒大黄 30克

黄芩 30克

栀子 40克

芒硝 15克

炙甘草 15克

（**具体功效**）清热利小便。

（**主治范围**）治虚劳，肾经有热，膀胱不通，小便不利。

（**用　法**）水煎，不拘时服，快利即止。

//

林先生除了服用大黄汤缓解前列腺炎之外，平时应适当多饮水，多排尿，保持大便通畅，以帮助前列腺分泌物排出。保持外阴清洁、干燥，每天清洁包皮；包茎或包皮过长者要及时手术。前列腺炎患者应坚持运动，避免久坐，坐久了会使前列腺血液流动减慢，不利于治疗。

前列腺炎患者可多食用含锌量高的食物，如瘦肉、鸡蛋、花生米、核桃仁、芝麻、松子、葵花子等。要少食辛辣食品，如大葱、生蒜、辣椒、胡椒等，少食参茸、炖品、"老火靓汤"、生鸡、鲤鱼、狗肉等温补壮阳或湿热之品。

平常可以多多饮用大黄蒲公英茶，对治疗前列腺炎有很好的疗效。

大黄蒲公英茶

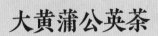

| 所需材料 |

蒲公英6克，大黄8克。

| 制作服法 |

取一茶杯，倒入备好的大黄和蒲公英。注入适量的开水，浸泡7分钟即可。

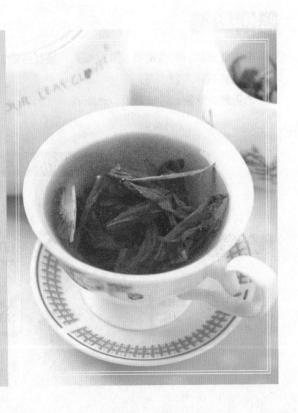

梦遗频发，夜尿多，
"金锁固精丸"补益肾气

贾先生年近40，最近有件事让他觉得苦恼，他晚上常常遗精，有时一晚上出现好几次，而且夜尿多，晚上总要起来上厕所。如此一来他的睡眠深受影响，更直接影响到了第二天的工作。贾先生是一名出租车司机，晚上没休息好他早上都不敢出车，只能等午休过后精神足了才把车开出去。不堪折磨的贾先生来到了医院，希望通过中医治疗，尽快恢复他的身体健康。医生诊过贾先生的舌脉后，认为他是肾虚不藏导致的遗精。金锁固精丸能益肾涩精，治疗遗精滑泄、腰酸耳鸣、四肢酸软等肾元亏损之症。

病 因 本病的发生，多由肾气虚损、阴虚火旺、心脾劳伤、湿热下注所致。遗精的发病机制，主要责之于心、肝，肾。但与心、肾关系最为密切。

临床表现

1.**主要症状**。久遗滑精，性欲减退，腰膝酸痛，面色晦暗，小腹拘急，大便溏泻，小便频数，溺后余沥，阳痿早泄。
2.**舌象、脉象**。舌暗苔少，脉细弱。

金锁固精丸配方

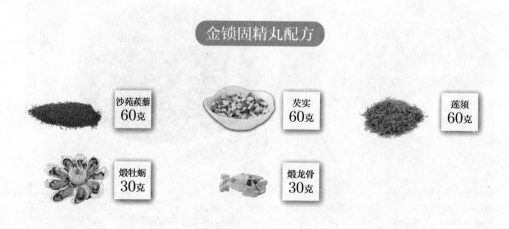

沙苑蒺藜 60克

芡实 60克

莲须 60克

煅牡蛎 30克

煅龙骨 30克

（**具体功效**）补肾涩精。

（**主治范围**）主治遗精。症见火炎上而水趋下，心肾不交之精滑不禁。真元亏损，遗精滑泄，腰酸耳鸣，神疲乏力，四肢酸软，舌淡苔白，脉细弱。亦可治疗女子带下属肾虚滑脱者。

（**用　法**）莲子粉糊丸，每日1～2次，每服9克，淡盐水送服。水煎服，用量按原方比例酌减，加莲子肉适量。

遗精患者除了要按时按量的服用金锁固精丸之外，日常生活不良习惯也要改正，例如被褥不宜过厚；内裤不宜过紧；遗精时不要中途忍精，不要用手捏住阴茎不使精液流出；遗精后不要受凉，更不要用冷水洗涤，以防寒邪乘虚而入；不看色情书画、录像、电影、电视，戒除手淫等等。

平常适当参加体育活动、体力劳动和文娱活动，增强体质，陶冶情操；少进烟、酒、茶、咖啡、葱蒜辛辣等刺激性物品。

芡实百合香芋煲

| 所需材料 |

芡实50克，鲜百合30克，芋头100克，虾仁6个，牛奶250毫升，鸡粉、盐各3克。

| 制作服法 |

砂锅中注入适量清水，倒入芡实，用大火煮开后转小火煮30分钟，倒入芋头，煮20分钟，加入百合、牛奶、虾仁，煮至转色。加入盐、鸡粉即可。

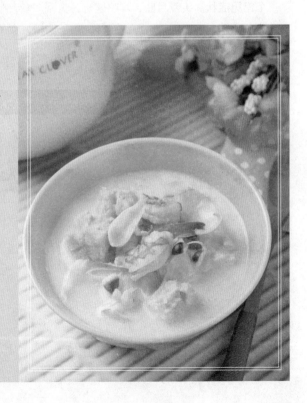

"六味地黄丸"
可治男性遗精、女性盗汗

郑女士是一位家庭主妇，近段时间她在家拖地时总觉得腰膝酸软，她还以为是自己年纪大了，干活累着了。她晚上睡觉时还常出汗，醒来时枕头都湿了。坐在沙发上看电视时，会无故出现耳鸣，手足心发热。郑女士想要改善她目前的身体状况，她来到了医院中医科。医生综合郑女士的情况，给她开了六味地黄丸，以改善郑女士肝肾阴虚而致的症状。六味地黄丸不仅能治疗女性盗汗，还能治疗男性遗精。

病 因 肝肾阴虚多是因久病劳伤，或温热病邪耗伤肝阴及肾阴，或先天禀赋不足，肾阴亏虚而及肝阴不足而造成的。

临床表现

1.**常见症状。**头晕目眩，耳鸣健忘，失眠多梦，咽干口燥，腰膝酸软，胁肋胀痛，视物不清，五心烦热，颧红盗汗，男子遗精，女子经少或闭经。
2.**舌象、脉象。**舌红少苔，脉细数。

六味地黄丸配方

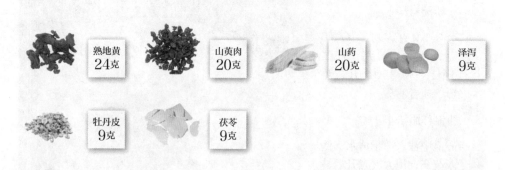

熟地黄 24克　山萸肉 20克　山药 20克　泽泻 9克

牡丹皮 9克　茯苓 9克

（**具体功效**）滋补肝肾。

（**主治范围**）适用于平时腰膝酸软，头晕目眩，耳鸣耳聋，盗汗，遗精，潮热，手足心热，口燥咽干，牙齿松动，小便淋沥者。

（**用　　法**）上药为末，炼蜜为丸，如梧桐子大，每次3丸，每日2次，空腹温开水送下。

///

　　肝肾阴虚，是肝肾两脏阴液不足所致的病症。肝肾阴虚者，在饮食上不能太油腻，但是要营养丰富。平常可以适当多吃羊骨、动物肝肾、芝麻、豇豆、淡菜、干贝、山药、枸杞子等。补益肝肾，还要多饮水、少饮酒，尽量保持五味不偏，少吃辛辣食品。

　　另外，不良的生活习惯要改善，例如养成早睡早起的好习惯；保持心情舒畅，避免郁结的情绪；房事要节制；适当参加户外运动，例如爬山、打太极、跳健身操等等。应以身体不感觉疲劳为度，不建议剧烈活动，如百米冲刺、跳高、跳远等。

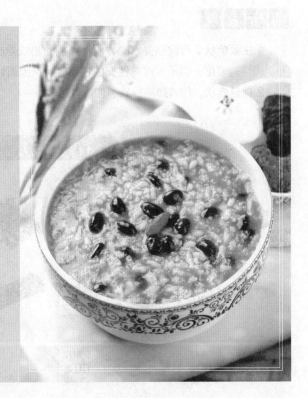

地黄牛膝黑豆粥

|所需材料|

粳米100克，黑豆60克，牛膝12克，生地黄、熟地黄各15克。

|制作服法|

砂锅中注入适量清水，放入牛膝、生地黄、熟地黄，加水用大火煮开后转中火续煮15分钟，捞出药材，放入粳米、黑豆，用大火煮开后转小火续煮30分钟至食材熟软即可。

"右归丸"益命门之火，治阳痿肢冷

严先生结婚五年了，婚后严先生夫妻俩就计划着给家庭添一个小成员，但一直没能实现。在外人看来夫妻俩相处得还不错，没见过夫妻俩吵架，有时还手挽手一块买菜散步。但是最近几个月来却很少看到夫妻俩出门了，有一天夫妻俩终于一块出门了，这次他们直奔医院。医生了解到严先生夫妻俩这一两年来性生活不是很如意，常常在性生活开始后，严先生就败下阵来，怎么也硬不起来了，性生活都没能进行，家庭的小成员更是没指望了。除了阳痿，严先生平时还有腰膝酸软、四肢发冷的情况。综合严先生的症状，他属于阳痿肾阳虚证，当温补肾阳，填精益髓，可用右归丸来治疗。

病因 素体阳虚，或老年肾亏，或房事过度，或久病伤肾等，则会损伤肾脏阳气，致使肾阳不足，对各脏腑的温煦功能减弱，导致阳痿。

临床表现

1.**主要症状**。有性欲要求时，阴茎不能勃起或勃起不坚，或者虽然有勃起且有一定程度的硬度，但不能保持性交的足够时间，因而妨碍性交或不能完成性交。

2.**伴随症状**。伴有腰膝酸软、四肢发冷。

右归丸配方

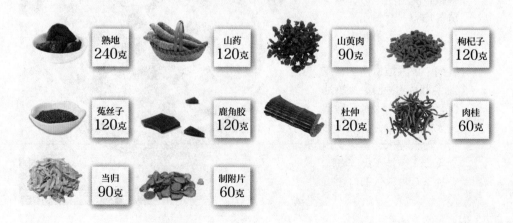

熟地 240克　山药 120克　山黄肉 90克　枸杞子 120克

菟丝子 120克　鹿角胶 120克　杜仲 120克　肉桂 60克

当归 90克　制附片 60克

（**具体功效**）温补肾阳，填精益髓。

（**主治范围**）适用于神疲气衰，畏寒肢冷，阳痿，遗精，不能生育，腰膝酸软，小便自遗，或大便溏稀者。

（**用　法**）先将熟地蒸烂杵膏，余药研为细末，加炼蜜为丸，每次口服9克，每日3次。

///

　　严先生服用右归丸一个月后，阳痿症状有所改善，已经能保持足够的性交时间了，他希望能再通过中药继续调理，做好准备迎接一个健康的宝宝。其实除了吃药之外，严先生平时应多运动锻炼，强健的身体才是男性的坚强后盾，多做有氧运动，如慢跑、游泳、仰卧起坐、俯卧撑及力量锻炼。

　　阳痿患者要对阳痿有正确的认识，增强信心，夫妻双方要增强感情交流。女方应关怀、鼓励男方，避免给男方造成精神压力。

　　另外还要注重饮食调理，要控制体重，少烟酒，多吃黑色食物、蜂蜜、海藻、松果体素、麦芽油、果仁和种子，一天一根香蕉。

杜仲鹌鹑汤

| 所需材料 |

枸杞30克，杜仲10克，鹌鹑1只。

| 制作服法 |

鹌鹑去毛和内脏，枸杞、杜仲用清水洗干净。瓦煲内加入适量清水，先用文火煲至水开，然后加入以上材料，煲至水滚时，改中火煲1小时左右，加盐调味。每日1剂，佐餐食用，7日为1个疗程。

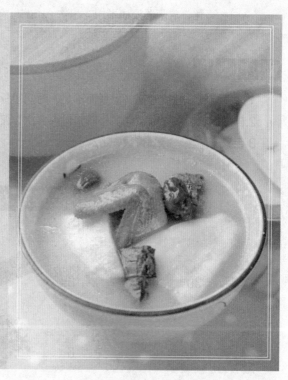

阳痿遗精不自信，
用"大补元煎"益肾安神

　　张先生和太太都是公司里的部门主管，平时他们俩都太忙了，一个月难得能在家一起做饭吃饭。吃饭经常是叫的外卖，饮食也不规律。由于经常加班，身体一直处在疲乏的状态，回到家俩人都只想赶紧洗澡上床休息了，全然没有了性生活的兴致。好不容易夫妻俩闲下来，张先生也来了兴致，可却在要进入时发软了。夫妻俩觉得可能是前段时间太忙没能好好休息的缘故，于是双双休了年假，买好了机票找个地方度假放松去了。夫妻俩完全放松下来后，张先生还是一如之前疲软的状态。夫妻俩商量休假回来，张先生就到医院调理调理。医生根据张先生的情况分析，张先生是由于生活不规律，劳累过度导致气血不足，以致肾元虚损，神失所养造成了阳痿。用大补元煎能气血双补，益肾安神，改善阳痿、疲劳状态。

病　因	素体阴虚，或邪热耗伤阴液，或久病损伤肾阴，或淫欲择过度，过耗其精，宗筋失涵，或温补太过而伤阴。阴精竭于内，则外不能施化，故阴器痿而不用。

临床表现

1.**主要症状**。性欲旺盛，但举而不足，时间短暂。
2.**伴随症状**。多伴欲后汗多心悸，口渴喜饮，腰膝酸软，足跟疼痛，溲黄便干。
3.**舌象、脉象**。脉细带数，舌红苔少。

大补元煎配方

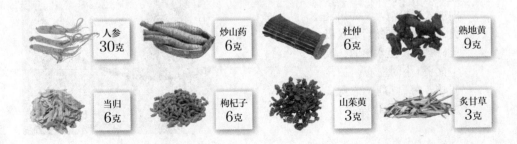

人参 30克　　炒山药 6克　　杜仲 6克　　熟地黄 9克
当归 6克　　枸杞子 6克　　山茱萸 3克　　炙甘草 3克

（**具体功效**）气血双补，益肾安神。

（**主治范围**）治气血大败、精神失守之症，亦治阳痿。

（**用　法**）水煎，食后服。

//

　　男性发生遗精、阳痿等隐疾多数都是跟其心理状态有很大的关系，所以在治疗疾病的过程当中，心理的调护非常重要。另外还要规律自己的生活，将自己的生活安排得丰富一些，多做一些室外活动，体育锻炼能够明显改善身体状况。如果空闲的时间比较多，可以培养一些兴趣和爱好，如打球、下棋等，或者集中精力在学习和工作上。

　　注意休息，防止过劳。如果有前列腺炎、精囊炎、包茎、包皮过长、龟头炎等生殖系统疾病，一定要及时去医院诊治。当出现阳痿或早泄时，切勿盲目滥用壮阳剂。

　　平时可以多煲一些气血双补、益肾安神的汤喝，例如这道雪耳杜仲灵芝汤就有很好的补益肾气的作用，对男性遗精、阳痿有改善作用。

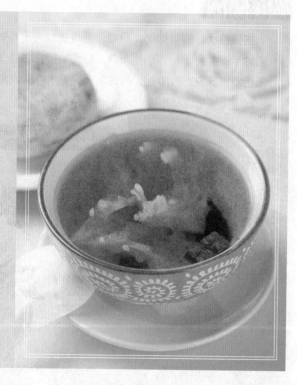

雪耳杜仲灵芝汤

┃ 所需材料 ┃

水发银耳55克，杜仲、灵芝各少许，冰糖15克。

┃ 制作服法 ┃

砂锅中注入适量清水烧热。倒入银耳，放入杜仲、灵芝，盖上盖，烧开后用中小火煮约30分钟至药材析出有效成分。揭盖，加入冰糖，拌匀。盖上盖，用中小火续煮约5分钟至冰糖溶化即可。

"逍遥散"疏肝解郁，
让更年期不再烦恼

　　宁女士今年50岁，平时她是一个话不多、勤快利索的人，家里被她收拾得井井有条，丈夫和女儿都尊重理解她，家庭一直和睦欢乐。可是这一年多来，宁女士时常觉得身体发热，一向规律的月经也时而推迟，时而提前，尤其是常常因为一点小事和女儿争吵，丈夫也时常被她数落。宁女士意识到自己身体心理状态都不太一样了，她觉得自己可能是进入了更年期，需要到医院调理调理了。宁女士前来就诊时，舌红苔少，脉弦细。综合她的症状和舌脉，她属于更年期综合征之肝郁脾虚，需疏肝解郁、健脾养血，可用逍遥散来调理。

病因　本病多由于年老体衰，肾气虚弱或受产育、精神情志等因素的影响，使阴阳失去平衡，引起心、肝、脾、肾等脏腑功能紊乱所致。

临床表现

1.主要症状。情志抑郁，胁痛，乳房胀痛或周身刺痛，口干口苦，喜叹息。月经或前或后，经行不畅，小腹胀痛。悲伤欲哭，多疑多虑，尿短色赤，大便干结。

2.舌象、脉象。舌质红，苔黄腻，或舌质青紫或瘀斑，脉弦或涩。

逍遥散配方

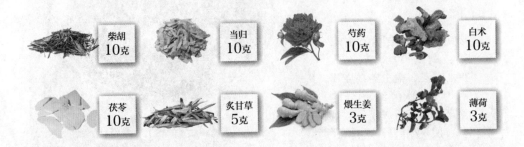

柴胡 10克　　当归 10克　　芍药 10克　　白术 10克

茯苓 10克　　炙甘草 5克　　煨生姜 3克　　薄荷 3克

（**具体功效**）疏肝解郁，健脾养血。

（**主治范围**）适用于五心烦热，肢体疼痛，头目昏重，发热盗汗，脐腹胀痛，左胁痛，手不可按者。

（**用　　法**）以上药材共研为粗末，每次取6～9克，煨姜、薄荷少许，共煎汤温服，每日3次。

///

更年期女性要调整好心态，稳定情绪，树立信心，和家人保持和睦的关系，多做自己喜欢的事；保持合理营养的饮食，荤素搭配；保证足够的睡眠时间，起居有常，劳逸结合；坚持锻炼可以释放心理压力，提高身体技能。

更年期女性也需要注意雌激素水平，太低会引起不适感，而异黄酮和硼能起到雌激素的作用。每天摄入30～50毫克从植物中来的异黄酮，例如豆腐和豆奶，以及吃富含硼的食物，如苹果、甜豆荚和葡萄，可以防止雌激素水平降低。

更年期妇女平时应多饮用一些养心安神、疏肝解郁的汤水。

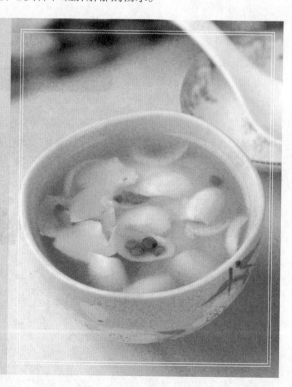

枣仁鲜百合汤

| 所需材料 |

鲜百合60克，酸枣仁20克。

| 制作服法 |

将洗净的酸枣仁切碎，备用。砂锅中注入适量清水烧热，倒入酸枣仁。盖上盖，用小火煮约30分钟，至其析出有效成分。揭盖，倒入洗净的百合，搅拌匀。用中火煮约4分钟，至食材熟透即成。

月经多，体质差，
快用"十全大补丸"补补

　　小薇近半年来月经量变多了，但经色却很淡，每次经期的前三天都要频繁跑厕所更换卫生巾。她发现她的体质比以前差了，经常感冒，有时感冒刚好没两天又感冒了，还出现头晕、身体乏力、四肢冰凉的现象。小薇这是气血俱虚的表现，应温补气血，可用十全大补丸来调补。

病 因　本病的病因病机与月经先期基本相同，主要是气虚统摄无权，或血热妄行，或冲任不固，或瘀血内阻，血不循经。

临床表现

1.**主要症状**。面色㿠白，行经量多，色淡红，质清稀，神疲体倦，气短懒言，乏力，小腹空坠。

2.**舌象、脉象**。舌淡，苔薄　脉缓虚弱。

十全大补丸配方

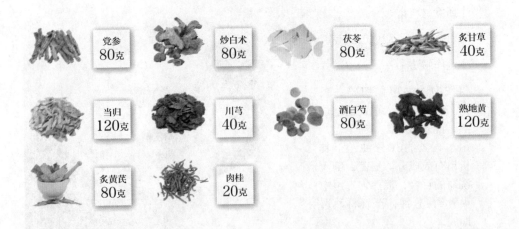

党参 80克　炒白术 80克　茯苓 80克　炙甘草 40克

当归 120克　川芎 40克　酒白芍 80克　熟地黄 120克

炙黄芪 80克　肉桂 20克

（**具体功效**）温补气血。

（**主治范围**）适用于平时面色苍白、气短心悸、头晕自汗、体倦乏力、四肢不温、月经量多者。

（**用　　法**）上药粉碎成细粉，过筛混匀，制成水蜜丸，口服每次6克，一日2~3次。

//

　　女性天生体寒，平常要注意根据气候环境变化，适当增减衣被，不要过冷过凉，以免招致外邪，损伤血气，引起月经疾病。一旦有月经疾病也不要慌张，及时就医，保持心情放松舒畅，避免过渡忧郁寡欢。

　　月经量多特别容易造成贫血和血气不足，日常饮食要多补铁，可以吃红枣、猪血、红肉、蛋黄、肝脏等，有助于补铁预防和改善贫血，可以缓解月经后出现头晕、乏力、面色苍白等症状。

　　党参红枣豆浆有温补气血的功效，月经量过多者可以每天早上喝一杯。

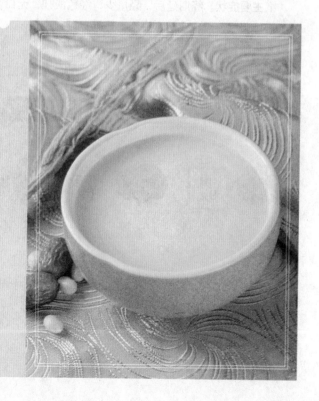

党参红枣豆浆

| 所需材料 |

水发黄豆55克，红枣15克，党参10克。

| 制作服法 |

把备好的黄豆、红枣、党参倒入豆浆机中。注入适量清水，至水位线即可。盖上豆浆机机头，选择"五谷"程序，再选择"开始"键，开始打浆。待豆浆机运转约20分钟，即成豆浆。

平时月经不调、经量少、面无血色，可用"四物汤"调理

　　高考结束的第二天，小静就跟着妈妈来到了中医妇科的诊室。小静说高三这一年，她每个月例假都不能准时，周期很乱，有时还会出现两个月才来一次的现象。不仅如此，月经量也很少，多则两三天，少则一两天。小静白净的脸上一点血色也没有，指甲的颜色也很淡。小静舌淡，脉细弱，这是由于她学业负担重、身心压力大导致气血失调进而引起的血虚型月经不调，可以通过四物汤补血调血来改善。

病 因	中医认为经水出诸肾，月经不调和肾功能有关，和脾、肝、气血、冲脉、任脉、子宫也相关。

临 床 表 现

1.**主要症状**。经期延后，经量少，经色淡红，无血块。小腹隐隐作痛，脸色苍白、心悸失眠，周身疲乏，头晕、耳鸣。

2.**舌象、脉象**。舌淡红、脉细弱。

四物汤配方

当归 9克　　川芎 6克　　白芍 9克　　熟地黄 12克

（**具体功效**）补血调血。

（**主治范围**）适用于平时头晕目眩，心悸失眠，面色无光泽，月经不调，经量少或经闭，脐腹疼痛，口唇、爪甲色淡者。

（**用　　法**）水煎服，1天1剂，连服7天。

//

　　月经失调的女性除了寻求医生的诊治外，平日的自我调理亦很重要。自我调整的原则在于改善体质，增强身体的抵抗力，在日常生活中，要有规律的生活，保持充足的睡眠，摄取均衡的营养，情绪上勿焦虑紧张，保持愉悦的心情。注意保暖，避免过度疲劳。平时可选择适宜自身体质的有氧运动，如散步、慢跑等。

　　月经期的女性不宜吃生冷、酸辣等刺激性食物；蔬菜水果全谷类全麦面包糙米燕麦等食物含有较多纤维，可增加血液中镁的含量，有调整月经及镇静神经的作用。

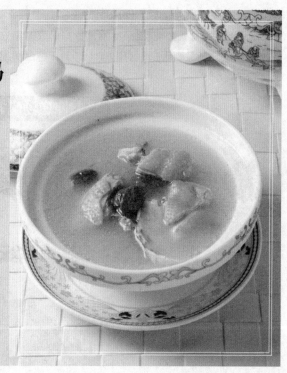

当归黄芪红枣煲鸡

| 所需材料 |

鸡肉块250克，红枣30克，当归15克，黄芪8克，高汤适量，盐2克。

| 制作服法 |

砂锅中注入适量高汤烧开，倒入洗好的红枣、当归、黄芪。放入汆过水的鸡肉，搅拌均匀。盖上盖，用大火烧开后转小火炖1～3小时至食材熟透。揭开盖，加入盐即可。

"当归四逆汤"，
手足冰凉的痛经方

琳琳每个月都要遭受痛经的折磨，月经前几天她的小腹就开始痛，腹部和手脚冰凉。经期前两天小腹的疼痛会加剧，夜里常常会被疼醒，有一次她差点就疼晕过去了。每当疼痛时，她几乎都要躺在床上，喝点热水或抱着热水袋感觉会好点儿。脸色也会变得苍白，身体乏力，整个人都没有精神。琳琳这是寒凝血脉导致的痛经，应以当归四逆汤温经散寒，养血通脉。

病因 久居湿地或经期感寒，饮食生冷，致寒湿内侵胞宫，血海经血下泄不畅，致成本症。

临床表现

1.**月经前期**。经前数日及经期小腹冷痛，甚而绞痛、刺痛，按之痛甚，喜热熨而痛稍有缓解。甚则冷汗，四肢冷。

2.**月经后期**。量少，涩滞不畅，色黯褐或如黑豆汁，有血块。

3.**舌象、脉象**。舌黯紫有瘀点（斑），苔白润或滑腻，脉沉弦或沉紧。

当归四逆汤配方

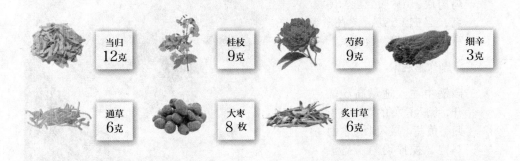

当归 12克　桂枝 9克　芍药 9克　细辛 3克
通草 6克　大枣 8枚　炙甘草 6克

（**具体功效**）温经散寒，养血通脉。

（**主治范围**）适用于手足冰凉，或腰、股、腿、足、肩臂疼痛，口不渴者。

（**用　　法**）水煎服，1天1剂，连服7天。

///

防止痛经要从日常生活习惯做起。经期女性要注意保暖，尤其是腹部的保暖，不要涉水游泳或用冷水洗浴、洗头、洗脚，或久坐冷地等，不宜吃冰激凌等生冷食品。

不要做剧烈运动，女性朋友要特别注意这一点，在月经期做剧烈的活动会造成女性发生子宫内膜异位症的发生，这样一来会更加剧女性痛经的情况。

痛经患者平时饮食应多样化，不可偏食，应经常食用些具有理气活血作用的蔬菜水果，如荠菜、香菜、胡萝卜、橘子、生姜等。身体虚弱、气血不足者，宜常吃补气、补血、补肝肾的食物，如鸡、鸭、鱼、鸡蛋、牛奶、动物肝肾、鱼类、豆类等。

当归桂圆茶

| 所需材料 |

当归8克，桂圆肉25克。

| 制作服法 |

砂锅中注入适量清水烧开。放入洗净的当归、桂圆肉，搅拌匀。盖上盖，用小火煮约20分钟至药材析出有效成分。揭盖，盛出煮好的药茶，装入碗中即可。

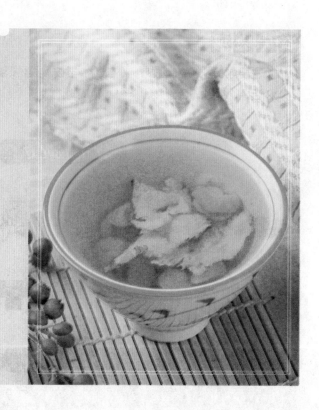

经闭日久，宫寒不孕怎么办？
"温经汤"能调理

晓晓新婚后跟着先生一起去国外度蜜月了，回来上班时她却闷闷不乐的，总是若有所思的样子。同事打趣地说是不是小两口蜜月时吵架了，晓晓说不是，她已经连续5个月没来月经了，去医院检查也没怀孕，白天总打不起精神，老想睡觉，有时会感觉胸胁部胀胀的。其实自从一年前计划要结婚起，晓晓和先生就一直没做避孕措施。头一个月晓晓的月经没来时，她还以为怀孕了，高兴地买来验孕棒测试，又做了检查都显示没怀孕。晓晓再次到医院检查，医生说她这是闭经了，需要尽早治疗，才有可能怀孕。结合晓晓的症状来看，她属于寒凝血瘀引起的闭经，闭经时间久了可能会导致宫寒不孕。

病因 寒邪客于冲任，与血相搏，血为寒凝致瘀，瘀阻冲任，气血不通，血海不能满溢，故经闭不行。

临床表现

1.**主要症状。**经停闭数月，小腹冷痛拒按，得热则痛缓，形寒肢冷，面色青白。
2.**舌象、脉象。**舌紫黯，苔白，脉沉紧。

温经汤配方

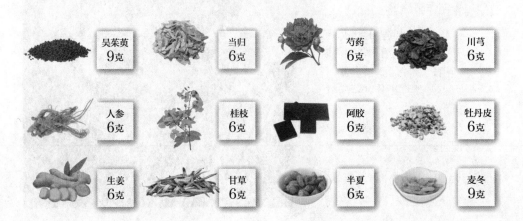

吴茱萸 9克　当归 6克　芍药 6克　川芎 6克
人参 6克　桂枝 6克　阿胶 6克　牡丹皮 6克
生姜 6克　甘草 6克　半夏 6克　麦冬 9克

具体功效 温经散寒，养血祛瘀。

主治范围 适用于崩漏不止，血色暗而有块，淋漓不畅，月经超前或延后，或逾期不止，而见腹痛、腹满、傍晚发热，手心烦热，唇口干燥者；亦治妇人宫冷，久不受孕。

用 法 水煎服，阿胶烊化冲服，1天1剂，连服7天。

温经汤能温经散寒，养血祛瘀，治疗崩漏、闭经、不孕等疾病。经闭日久、宫寒不孕的患者1天1剂，连服7天，月经将会如期而至。

闭经患者要注意防止过分肥胖和消瘦。如果女性的体型过于肥胖或者消瘦有可能会引起其他的妇科疾病，还可能引起闭经和不孕症。所以，女性朋友应注意合理安排膳食，既不要贪吃，又不要过分节食。

平时可多吃一些富含高蛋白、高维生素、补血的食物，如蛋类、乳类、豆类及其制品、瘦肉、新鲜绿叶蔬菜、水果等，不要吃生冷、滑腻、寒凉、黏滞的食物，如冷饮、生菜、肥肉、海带、豆酱、腌腊制品等。

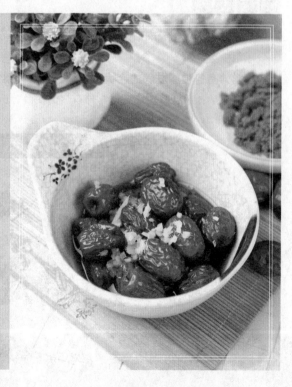

姜糖蒸红枣

| 所需材料 |

红枣150克，姜末6克，红糖10克。

| 制作服法 |

取一碗温水，放入洗净的红枣，浸泡约10分钟，使其胀开。捞出泡好的食材，沥干水分后放入蒸碗中，放入红糖、姜末，待用。备好电蒸锅，烧开水后放入蒸碗。盖上盖，蒸约20分钟即可。

经期总是推迟，量还少，试试黛玉服过的"人参养荣汤"

　　小可今年刚参加工作，工作上的很多事情她都是头一次接触，生怕自己做不好，下班后回到家也不敢放松，努力学相关的知识，她给自己的压力很大。时间一长，小可发现她的经期总是推迟，有时甚至两三个月才来一次，而且经量很少。小可很不安，她周末来到了医院。医生根据小可的症状，认为她是气血虚损，心神失养而致月经后期和月经过少。人参养荣汤可补气养血，养心安神，红楼梦中的林黛玉也曾用此方来调养过。

病　因　本病的病因有虚实之别。虚者多因肾虚、血虚、寒虚导致精血不足，冲任不充，血海不能按时溢满而经迟；实者多因血寒、气滞等导致血行不畅，冲任受阻，血海不能如期溢满，致使月经后期而来。

临床表现

1.**主要症状**。月经周期延后7天以上，甚至3~5个月，连续两个周期以上，并且经量很少。

2.**常伴有各种原发病的症状和体征**。多囊卵巢综合征者可表现为肥胖、多毛、痤疮、不孕；甲状腺功能减退常伴有表情淡漠、记忆力减退、反应迟钝等。

人参养荣汤配方

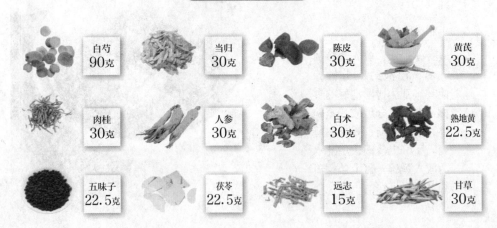

白芍 90克 ｜ 当归 30克 ｜ 陈皮 30克 ｜ 黄芪 30克

肉桂 30克 ｜ 人参 30克 ｜ 白术 30克 ｜ 熟地黄 22.5克

五味子 22.5克 ｜ 茯苓 22.5克 ｜ 远志 15克 ｜ 甘草 30克

（**具体功效**）补气养血，养心安神。

（**主治范围**）治积劳虚损，四肢沉滞，呼吸少气，行动喘喝，小腹拘急，腰背强痛，心虚惊悸，咽干唇燥，饮食无味，月事迟至量少，阴阳衰弱，多忧惨戚，多卧少起，久者积年，少者百日，渐至羸削，五脏气竭，难可振复；又治肺与大肠俱虚、咳嗽下痢、喘乏少气、呕吐痰涎等症。

（**用　法**）每服20克，水一盏半，生姜三片，枣子二枚，煎至七分，去滓温服。

//

　　经前及经期注意保暖，经期身体抵抗能力差，应尽量避免受寒、淋雨、接触凉水等。月经期间女性要避免激烈和长时间运动，注意休息，保证睡眠，生活作息要规律，不要熬夜。

　　经期推后的人不宜吃生冷、酸辣等刺激性食物，多饮开水，保持大便通畅。血热者经期前宜多食新鲜水果和蔬菜，忌食葱蒜韭姜等刺激运火之物。气血虚者必须增加营养，如牛奶、鸡蛋、豆浆、猪肝、菠菜、猪肉、鸡肉、羊肉等，忌食生冷瓜果。

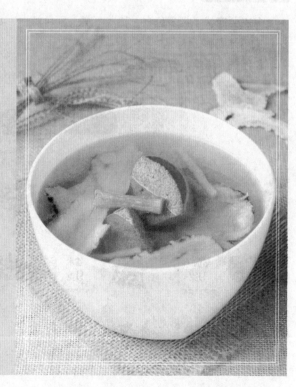

黄芪当归猪肝汤

| 所需材料 |

猪肝200克，党参20克，黄芪15克，当归15克，姜片少许，盐2克，料酒适量。

| 制作服法 |

砂锅中注入适量清水，倒入猪肝、姜片、以上中药材，拌匀。加盖，大火煮开转小火煮2小时。揭盖，加入盐，搅拌片刻至入味即可。

"完带汤"，
专治白带多而清稀、面色苍白

珊珊是一个人见人夸的美女，可高颜值的背后也有别人看不到的烦恼，珊珊最近总感觉下身有些不舒服，分泌物比原来多了，白带量很多且清稀，经常要更换护垫。珊珊去医院检查，医院开了消炎药，服用后白带量有所减少，可过不了多长时间白带又增多了。珊珊舌淡苔白，脉缓，属于脾虚肝郁，湿浊带下，可用完带汤补脾疏肝，化湿止带。

| 病 因 | 素体脾虚或饮食不节、情志因素、劳逸失调，药、食损脾，或慢性肾病患者湿邪久居，损伤脾气等原因引起脾的功能虚衰、生化之源不足。 |

临床表现

1.**主要症状。**带多色白，稀薄不臭，面色皖白，身体乏力、神情倦怠，纳少便溏，或躯体肥胖。

2.**舌象、脉象。**苔薄，舌淡胖，脉儒细。

完带汤配方

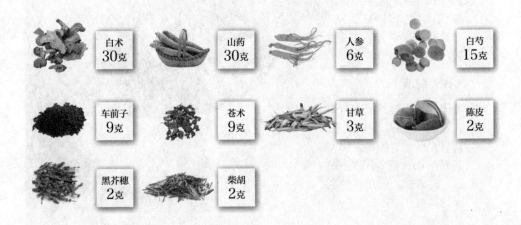

白术 30克　山药 30克　人参 6克　白芍 15克

车前子 9克　苍术 9克　甘草 3克　陈皮 2克

黑芥穗 2克　柴胡 2克

具体功效 补脾疏肝，化湿止带。

主治范围 主治脾虚肝郁，湿浊带下。症见带下色白，清稀如涕，面色白，倦怠便溏，舌淡苔白，脉缓或濡弱。

用　法 水煎服。

女性应坚持每天晚上用温水清洗外阴；最好穿宽松、纯棉、吸湿的内裤，少穿紧身裤，少用卫生护垫。平时大小便后，一定要从前往后擦外阴，而不要从后往前，以防将肛门处的细菌带到阴道口。每年至少做一次全面的妇科体检。

带下病患者应该多食用一些具有补脾温肾固下作用的食物，如山药、芡实、扁豆、莲子、栗子、榛子、白果、米仁、蚕豆、黑木耳、豇豆、胡桃肉、淡菜、海参等。忌过度进食生冷寒凉食品，如蛤蜊、蛏子、河蚌、田螺等。过食生冷会导致痰饮内停，痰湿困脾，水湿不化而成带下。

山药粥

|所需材料|

大米150克，山药80克。

|制作服法|

洗净去皮的山药切片，切条切丁。砂锅中注入适量的清水大火烧热。倒入洗净的大米、山药，搅拌片刻。盖上锅盖，大火烧开后转小火煮30分钟。揭开锅盖，搅拌片刻。将粥盛出装入碗中，点缀上枸杞即可。

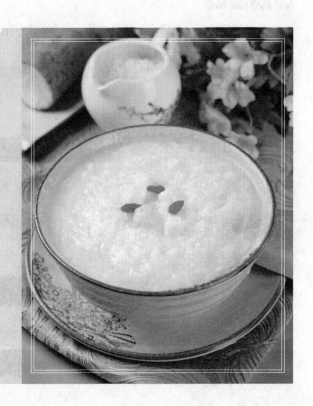

阴部瘙痒，白带多而黄臭，用"止带方"

青青近来心烦不已，口苦咽干，更让她苦恼的是，她白带多发黄并带有一股难闻的味道，还出现瘙痒的症状。有时正在与别人讨论事情，她下身奇痒无比，不得不跑到卫生间进行暂时缓解。遇到这种情况，一方面怕麻烦，另一方面怕耽误工作，她就吃了点消炎药应付了事，每天用阴道清洁剂冲洗私处，但是却越洗越痒，这让她烦恼不已。医生告诉青青，她这是湿热下注引起的白带增多且黄臭，可用止带方清热利湿止带。

病因　青青的带下病是由湿热下注引起的，免疫力差，机体抵抗力弱，饮食喜吃燥辣饮食的食物，平时爱生气，肝胆经有湿热等都可以形成湿热下注。

临床表现

1.**主要症状**。白带量多、质地黏稠、呈黄绿色或白色豆腐渣状，私密处常有灼热或瘙痒感且伴随腥臭味。

2.**伴随症状**。能合并阴道炎、子宫颈炎、骨盆腔炎，表现出下腹闷痛、抽痛或是腰骶酸痛的症状。

止带方配方

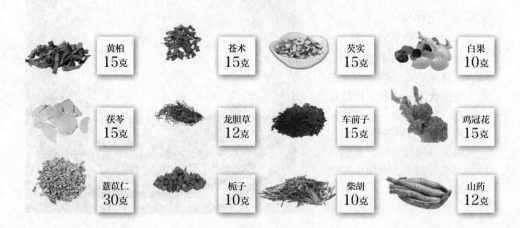

黄柏 15克　苍术 15克　芡实 15克　白果 10克

茯苓 15克　龙胆草 12克　车前子 15克　鸡冠花 15克

薏苡仁 30克　栀子 10克　柴胡 10克　山药 12克

（**具体功效**）清热利湿止带。

（**主治范围**）主治湿热下注。症见带下量多，色黄，黏稠，有臭气，或伴阴部瘙痒，胸闷心烦，口苦咽干，纳食较差，小腹或少腹作痛，小便短赤，舌红，苔黄腻，脉濡数。

（**用　法**）水煎服。

//

　　湿热下注型的带下病患者平时可以多参加有氧运动，戒烟戒酒很关键。同时，推拿理疗也可以促进身体提高免疫力，改善湿热体质。

　　女性朋友不要在无医嘱的情况下用各种药液清洗阴道，以免破坏阴道的内环境，导致其他妇科疾病。每年应定期进行妇科检查，及时发现疾病及时进行治疗。

　　平时忌食辛辣食物、肥腻食品、甜味品，忌暴饮暴食、酗酒。可多吃细米、白萝卜、白菜以及山药、茯苓、红枣、莲子、桂圆、薏苡仁等清热利水的食物。

白果薏米粥

|所需材料|

发薏米80克，水发大米80克，白果30克，枸杞3克，盐3克。

|制作服法|

砂锅中注入适量清水烧开，倒入薏米、大米，拌匀。加盖，大火烧开后转小火煮30分钟。揭盖，放入白果、枸杞。加盖，小火续煮10分钟。揭盖，加入盐即可。

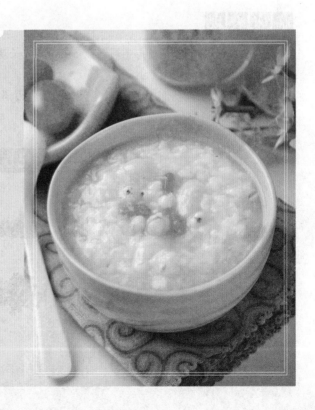

小便热，阴痒难忍，用"龙胆泻肝汤"清湿热

　　小彩最近在办公室的时候总是坐立不安，隔不了多久就要去趟厕所。坐她隔壁的同事关心地问她是不是肚子不舒服，小彩忙说不是，就是水喝多了，她感觉尴尬极了。好不容易挨到了周末，小彩到医院向医生述说了她最近的苦恼，原来小彩阴部瘙痒，痒得难受可又不便挠抓，只能起身到厕所里缓解一下，而且她排尿时会感觉有点灼热感，白带黄稠带有酸臭味。小彩这是肝胆湿热引起的阴痒，可以用龙胆泻肝汤来清泻肝胆实火，清利肝经湿热。6剂药后，小彩前来复诊，她阴痒的症状已得到改善，白带异味也减轻了。

病　因　阴痒者，内因脏腑虚损，肝肾功能失常，外因湿、热或湿热生虫，虫毒侵蚀，则致外阴痒痛难忍。

临床表现

　　1.主要症状。有不良的卫生习惯，带下量多，长期刺激外阴部，或有外阴、阴道炎病史。

　　2.其他症状。前阴部瘙痒时作，甚则难以忍受，坐卧不安，亦可波及肛门周围或大腿内侧。

龙胆泻肝汤配方

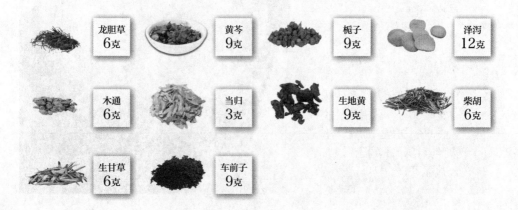

龙胆草 6克　黄芩 9克　栀子 9克　泽泻 12克

木通 6克　当归 3克　生地黄 9克　柴胡 6克

生甘草 6克　车前子 9克

（**具体功效**）清泻肝胆实火，清利肝经湿热。

（**主治范围**）适用于平时头痛，目赤，胁痛，口苦，耳聋，耳肿，阴肿，阴痒，妇女带下黄臭。

（**用　法**）水煎服，1天1剂，连服7天。

女性出现阴部瘙痒时，要到正规医院进行检查。平时要注意对阴部的护理，每天清洗，不要随意涂抹药物，勤换洗内裤。内裤要选择棉质透气的，清洗时可用热水烫一下，在阳光下曝晒。

注意不要过量食用甜食。食用过多蛋糕、糖果、饮料等甜品，会导致糖分摄入过多，而出现血糖不稳定的情况，比如头晕、疲劳、心跳加快、情绪不稳定等，还会加重经期症状。纤维素丰富的食物有助于调理经期，高纤维食物包括新鲜水果、蔬菜、燕麦、糙米等，这类食物具有润肠道、改善便秘的作用，所以推荐适量食用。

栀子莲心甘草茶

| 所需材料 |

栀子8克，甘草15克，莲子心2克。

| 制作服法 |

砂锅中注入适量清水烧开。倒入洗好的栀子、甘草、莲子心。盖上盖，用小火煮15分钟，至其析出有效成分。揭开盖子，把煮好的药茶盛出，滤入茶杯中。静置一会儿，待其稍凉后即可饮用。

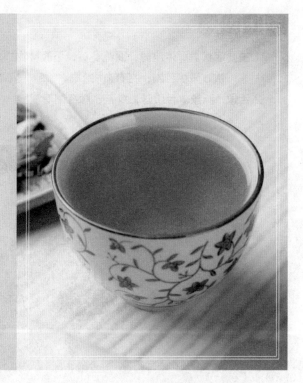

妇科类肿块，
"桂枝茯苓丸"可助消

　　林女士3年前发现下腹部有一小指头大的肿物，当时身体也没有不适，她就没放在心上。两天前她突发下腹剧痛，冷汗淋漓。经医院检查后诊为"子宫肌瘤"，B超显示林女士子宫内有多个2～3厘米大小的肌瘤，医生建议林女士手术治疗，林女士思虑再三，还是决定先进行保守治疗。中医医生诊见林女士形体瘦弱，面色萎黄，下腹肿物按之坚硬，压痛明显，舌质暗，少苔，脉沉细而涩。林女士说她月经时常两三个月来一次，量少色黯，夹有血块。根据林女士的症状及舌脉，她属于瘀积血瘀，治以桂枝茯苓丸活血化瘀，缓消积块。服药半年后，林女士腹部肌瘤消失，月经正常，其他症状均消除了。

病因	由于经期、产后子宫颈口略开、脏腑虚弱，寒邪乘虚直入胞宫，与血凝结于胞宫而致；或因忧郁气滞，血凝于子宫而致。

临床表现

1.**主要症状**。形体瘦弱，面色萎黄，下腹肿物按之坚硬，压痛明显。经时常两三个月来一次，量少色黯，夹有血块。

2.**舌象、脉象**。舌质暗，少苔，脉沉细而涩。

桂枝茯苓丸配方

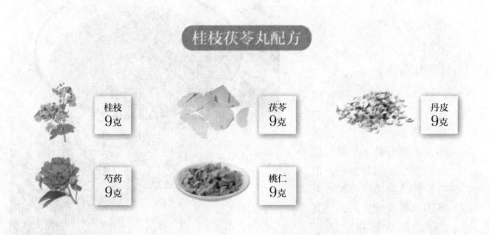

桂枝 9克　　茯苓 9克　　丹皮 9克

芍药 9克　　桃仁 9克

（**具体功效**）活血化瘀，缓消积块。

（**主治范围**）适用于妇人素有积块，妊娠出血不止，或胎动不安，血色紫黑晦暗，腹痛拒按，或经闭腹痛，或产后腹痛拒按者。

（**用　　法**）上药共研为末，炼蜜为丸，口服每次 1 丸，每日 1～2 次。

当确诊为子宫肌瘤后，应定期到医院检查。如肌瘤增大缓慢或未曾增大，可半年复查1 次；如增大明显，则应考虑手术治疗，以免严重出血或压迫腹腔脏器。

子宫肌瘤患者要注意生活中的习惯，不要过度疲劳，经期一定要休息好。保持外阴清洁、干燥，内裤要宽松。如果白带过多，要注意随时冲洗外阴。此外，要做要避孕措施，因为子宫肌瘤患者在人流后子宫的恢复很差，会引起长时间出血或慢性生殖器炎症。

从饮食上注意补充营养，多吃肉类、鱼类、蛋类、豆类等蛋白质含量较高的食物。应禁食羊肉、虾、蟹、鳗鱼、咸鱼、黑鱼等发物。

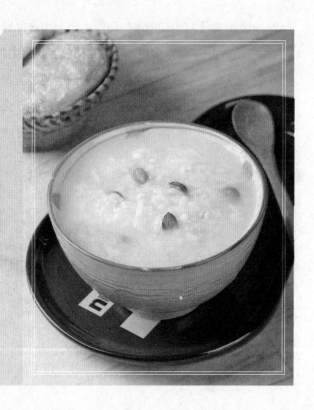

桃仁薏苡仁粥

| 所需材料 |

水发大米 100 克，水发薏米 30 克，桃仁 15 克。

| 制作服法 |

砂锅中注入适量清水烧热，放入备好的桃仁，倒入大米、薏米，拌匀。盖上盖，烧开后用小火煮约45 分钟至大米熟透。揭开盖，搅拌几下，关火后盛出煮好的粥即可。

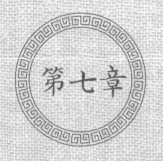

第七章

意外伤害应急偏方集锦

意外伤害是指因意外导致身体受到伤害的事件。

由于对未知危险的防范不充分和对自身能力的判断不足，

青少年儿童往往比较容易发生意外伤害。

意外发生之后，在送往医院之前我们能做什么？

在医院做好紧急处理后，我们还能做什么让伤害值降到最低？

翻开本章，告诉你意外伤害应急偏方。

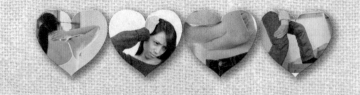

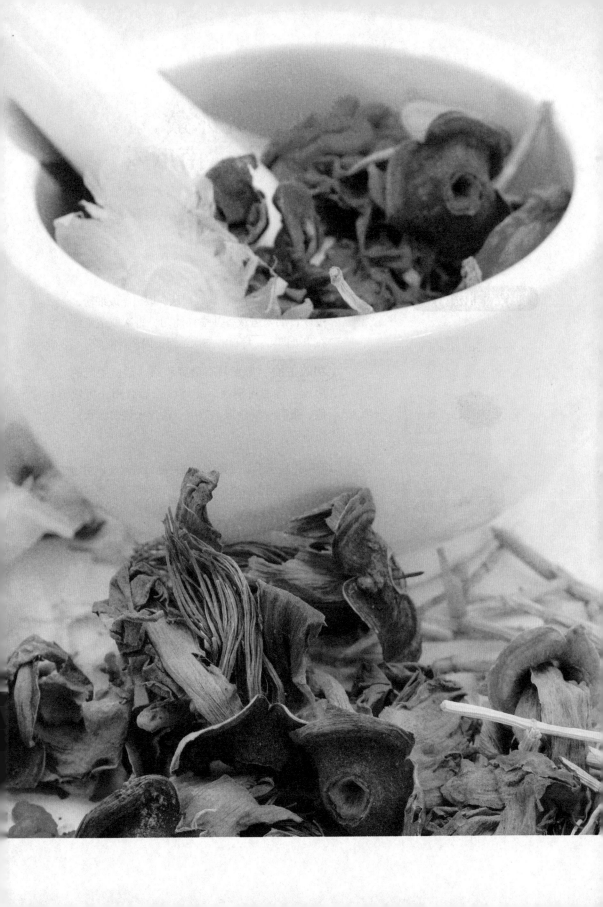

轻度水、火烫伤，先冰敷，再外涂"狗骨香油粉""南瓜露"

狗骨香油粉配方

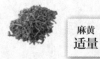

麻黄 适量

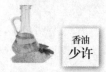

香油 少许

制作用法 将麻黄烧成炭状，取出碾成细粉，过箩，加入适量香油搅拌均匀，每次取适量涂在患处即可。每日2～3次，保持局部湿润。

功效主治 麻黄具有健脾和络、活血生肌的功效；香油可消炎、止痒。二者合用，可收敛、生肌、解热毒，适用于治疗火烧伤、水烫伤等症。

TIPS: 轻度水、火烫伤，最好的办法就是先用冰水冷敷，至少敷半个小时，可起到降温、减轻余热损伤、减轻肿胀、止痛、防止起泡的作用。然后再外涂"狗骨香油粉"。不过需要注意的是，冰水冷敷要在烫伤后立即进行，不然烫伤部位很快就会起泡。

南瓜露配方

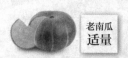

老南瓜 适量

制作用法 取老南瓜 1 个。将老南瓜洗净、去皮，切片。装入一个干净的罐内，密封，埋于地下，待其自然腐烂化水（越久越好），然后过滤，去渣取汁液，即为南瓜露。每日 2 或 3 次涂于患处，连涂数天即愈。

功效主治 南瓜具有补中益气、化痰排脓的功效。用其腐化液体涂抹皮肤患处，可清实热、解火毒，适用于治疗水烫伤、火灼伤。

"陈年小麦粉"
专攻火、油烫伤

所需材料

陈年小麦粉 50克

菜油适量

（**制作用法**）将陈年小麦粉炒至黑色，用筛过细。如皮肤溃烂，干敷于患处。如水泡尚未破，用菜油拌匀调涂。

（**功效主治**）小麦粉可养心安神，清热除烦；菜油具有润燥杀虫、散火丹、消肿毒的功效。二者合用，可清热凉血、止痛，用于治疗火、油烫伤。

TIPS: 为防止热油轻微烫伤后脱皮起泡，可以在冲过凉水后，用淡盐水擦洗消炎，还可以用蛋清液、红花油等均匀涂抹烫伤处，可以止痛消肿。

不小心扭伤，"仙人掌汁"
散瘀消肿有奇效

所需材料

新鲜仙人掌汁

生石膏（研末）

（**制作用法**）将仙人掌去皮、刺洗净，切碎捣烂，与生石膏调成糊状，装瓶备用。用时将药外敷于红肿处，以绷带包扎。每8～12小时换一次药。

（**功效主治**）仙人掌具有消肿止痛的功效，生石膏具有清热泻火、收敛生肌的功效。两者配伍可以治疗扭伤、外伤性红肿。

TIPS: 不管是哪个部位扭伤，必须先休息，腰部扭伤要及时平卧，脚部扭伤要避免伤脚用力着地，受伤后马上休息，可以促进较快地复原。

跌打损伤，
"韭菜渣" "透骨草" 治伤又省钱

韭菜渣配方

韭菜根须
适量

面粉
适量

制作用法 取韭菜根须洗净，捣烂，不可去汁，加入面粉用黄酒（也可用白酒）调成稠糊状，敷在扭伤部位，厚1~1.5毫米。然后用纱布覆盖，再用绷带包扎好。每日换药1次。

功效主治 韭菜根须有很好的活血散瘀、通络止痛的功效，主治跌打损伤。

透骨草配方

透骨草
30克

伸筋草
30克

鸡血藤
30克

海桐皮
20克

川芎
15克

桂枝
15克

牛膝
15克

红花
10克

制作用法 先准备透骨草、伸筋草、鸡血藤各30克，海桐皮20克，川芎、桂枝、牛膝各15克，红花10克。将此8种药材加水煎半个小时左右，趁热熏洗患处，每日可进行2~3次，每次30分钟，持续洗7天。

功效主治 此方可收到舒展经脉、畅通气血的效果，常用于治疗跌打损伤。

TIPS: 发生跌打损伤导致出血时，很多人会选择简单方便的外用药，而使用最多的药物就是云南白药。大家要记住，一般伤口出血后，首先需进行必要的清洗消毒，然后再敷上云南白药，这样才能够止血愈伤、理血祛瘀、消肿镇痛，但是过敏者要禁用。一般过敏者会出现灼烧或者局部痒的现象，这样会加重病情。

骨折后喝点"三七酒"
可止血定痛

所需材料

三七
适量

白酒
适量

制作用法 将三七打碎，放入白酒中浸滞（三七和白酒比例为1∶10），密封容器，夏日静置7日，冬日静置10日即可。每日饮2次，每次15毫升。

功效主治 三七有散瘀止血、消肿定痛的功效。主治外伤出血、胸腹刺痛、跌仆肿痛、骨折疼痛、咯血、吐血、衄血、便血、崩漏等病症。

TIPS: 钙是骨的主要成分，所以要充分摄取。钙可以使精神安定，还可以缓解疼痛。钙含量多的食品有鱼、牛奶、酸奶、芝麻、绿色蔬菜等。

腰扭伤后用"大黄化瘀贴"
可活血化瘀

所需材料

大黄
6克

葱白
30克

制作用法 大黄6克，葱白30克。将大黄研成细末，葱白捣成泥，将二者混匀，入锅内炒热，再贴敷在痛处，每日换1次，坚持1个星期。

功效主治 大黄有攻积滞、祛瘀等功效，葱白可发汗解表，此方可活血化瘀，适用于腰扭伤者。

TIPS: 生活中若发生突发性的腰扭伤，首先要躺下休息，最好睡硬床，不要睡软床。同时，躺时要让腰放平，膝盖下放一个枕头，将腿蜷起来平躺在床上。

外敷白萝卜皮，
轻松消除足跟痛

所需材料

白萝卜
1根

制作用法 准备白萝卜 1 根，先将白萝卜削皮，再将白萝卜皮放锅里煮熟，之后用布把萝卜皮敷在病患的脚跟上，萝卜皮凉了之后，再将萝卜皮加温，再包敷，每天 1 次，每次大约半小时即可。如此反复，持续用 10 天。

功效主治 白萝卜有利关节、行风气、散瘀血的作用，可缓解并根治足跟痛。

TIPS: 尽量避免穿底很薄的鞋，避免走在坚硬的地面上。可以经常做脚底蹬踏的动作，增强跖腱膜的张力，加强抗劳损的功能，减轻局部炎症。

杏仁食用过多而中毒，
喝点"杏树皮汤"

所需材料

杏树皮
60克

制作用法 将杏树外表皮削去不用，取中间纤维部分，加水200毫升，煮沸20分钟，去渣。饮汁温服。

功效主治 治食杏仁过量引起的头痛眩晕、倦怠无力、恶心呕吐、意识不清、呼吸困难、气喘、牙关紧闭。

TIPS: 预防杏仁中毒，最重要的就是不生吃杏仁。在杏熟季节里，家长当跟孩子讲清楚，杏仁要煮熟或炒熟食用，也要控制用量，否则也可能发生中毒。

升麻叶消毒又止痛，
蜜蜂蜇伤可救急

升麻叶配方

升麻鲜叶
500克

制作用法 取升麻鲜叶，捣烂后以80~150克榨汁内服，余下的榨汁外擦。外擦要从患者伤处的上部（近心端）往下（远心端）擦，直至伤口，坚持敷用3~4天。

功效主治 升麻鲜叶具有发表透疹、清热解毒的作用。主治蜜蜂蜇伤、风热头痛、齿痛、口疮、咽喉肿痛、麻疹不透、阳毒发斑、脱肛、子宫脱垂等病症。

TIPS:《神农本草经》曾将升麻列为上品，具有发表透疹，清热解毒的作用，当被动物咬伤后，敷上升麻叶的汁液，大约在20分钟之内可迅速消毒，用来救急，之后坚持敷用3~4天可痊愈。

其他偏方

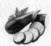

茄子
适量

制作用法 取新鲜茄子1个洗净，用刀把茄子切开涂擦伤处，1天1次。

功效主治 茄子可解毒止痛，用于蜈蚣咬伤、野蜂蜇伤。

其他偏方

芋头
适量

制作用法 将芋头梗洗净、捣烂，敷贴于伤处。被大黄蜂蜇伤时，迅速嚼食生芋头，直至感到芋味有生腥气及舌麻为度。

功效主治 可消炎、消肿、镇痛。适用于蛇咬伤、蜂蜇伤。

鱼蟹中毒，"紫苏生姜汤"有大功效

所需材料

紫苏叶
50克

生姜
适量

（**制作用法**）将紫苏叶、生姜洗净，水1碗，置碗内，水沸，加紫苏叶、生姜，再稍煮至析出有效成分，每日2次，一两天即可痊愈。

（**功效主治**）行气宽中、和胃止呕。主治鱼蟹中毒、恶心呕吐等病症。

TIPS: 吃海鲜食物中毒要大量饮用清水。由于呕吐、腹泻造成体液的大量损失，会引起多种并发症状，直接威胁病人的生命。这时，应大量饮用清水，可以促进致病菌及其产生的肠毒素的排除，减轻中毒症状。

灌服"生鸡蛋"可解轻微农药中毒

所需材料

生鸡蛋
2个

（**制作用法**）鸡蛋打破倒入碗中，用手拨开服毒者的嘴，将蛋液灌入嘴中，让其吞下。半小时后，昏迷的服毒者将鸡蛋全部吐出来（农药全部吸入蛋内），神智就很快恢复了。

（**功效主治**）解毒，催吐。

TIPS: 不小心吸入或沾染农药该怎么办？首先，有可能的话，及时清洗自己的口腔或是皮肤。避免剧烈运动，尤其是在夏天，更应及时找到阴凉的地方减缓药性散发。争取最快时间去医院。